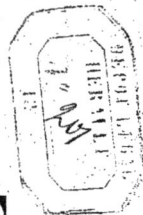

LA

PARALYSIE GÉNÉRALE

A L'ASILE DES ALIÉNÉS DE MARSEILLE

RECHERCHES STATISTIQUES, ÉTIOLOGIQUES

ET CLINIQUES

PAR A. TALON

DOCTEUR EN MÉDECINE

INTERNE A L'ASILE DES ALIÉNÉS DE MARSEILLE (Concours 1881)
EX-INTERNE DES HÔPITAUX DE MARSEILLE (Concours 1878)

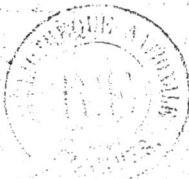

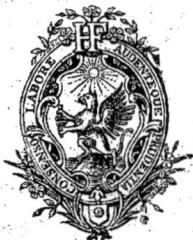

MONTPELLIER

IMPRIMERIE CENTRALE DU MIDI

HAMELIN FRÈRES

1883

LA

PARALYSIE GÉNÉRALE

A L'ASILE DES ALIÉNÉS DE MARSEILLE

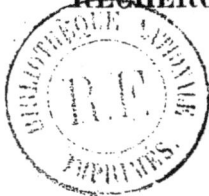

RECHERCHES STATISTIQUES, ÉTIOLOGIQUES

ET CLINIQUES

PAR A. TALON

DOCTEUR EN MÉDECINE

INTERNE A L'ASILE DES ALIÉNÉS DE MARSEILLE (Concours 1881)
EX-INTERNE DES HÔPITAUX DE MARSEILLE (Concours 1878)

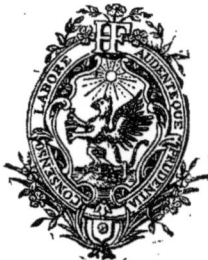

MONTPELLIER
IMPRIMERIE CENTRALE DU MIDI
HAMELIN FRÈRES

1883

A LA MÉMOIRE DE MON PÈRE

A MA MÈRE

Recevez ici, chère mère, l'expression de
ma vive gratitude pour tous les sacrifices
que vous vous êtes imposés.

A MON ONCLE, A MA TANTE

A. TALON

A M. CARTOUX

Directeur de l'Asile public des aliénés de Marseille

A MM. LES DOCTEURS

BOUTEILLE, PONS, MARANDON DE MONTYEL ET BOUBILA

Mes anciens Chefs de service à l'Asile St-Pierre

A M. LE Dr CHAPPLAIN

Professeur de clinique chirurgicale à l'École de médecine de Marseille

A M. LE Dr FABRE

Professeur de clinique médicale à l'École de médecine de Marseille

A. TALON

A LA MÉMOIRE

DE MADEMOISELLE MARIE ABELLY

A . TALON

A M. L'ABBÉ BELUY

A M. LE Dr AUDIBERT

A MES MAITRES DES HOPITAUX

A MON COLLÈGUE ET AMI ROBIOLIS
Interne à l'Asile de Marseille

MEIS ET AMICIS

A. TALON

INTRODUCTION

Le premier livre écrit dans notre ville sur l'aliénation mentale, — *Essai historique et statistique sur l'ancienne maison des fous de Marseille (hospice St-Lazare), depuis sa fondation, en* 1809, *jusqu'en* 1837, par le docteur Lautard, médecin en chef, — ne fait aucune mention de la folie paralytique. Cette maladie n'existait-elle donc pas à cette époque dans notre région ? On serait presque tenté de le croire, quand on voit nos premiers maîtres partager cette opinion. En effet, Esquirol, et après lui Moreau, nous disent que la paralysie générale est inconnue dans les pays chauds ; Rech (de Montpellier), de 1826 à 1832, n'en signale aucun cas sur 257 malades ; Greco, à Palerme; Trompco et Bonacassa, à Turin, n'en parlent pas ; Bertolini, cependant, sur 82 malades, reconnaît 3 paralytiques ; Vulpes, à Naples, 2 sur 500 ; à Rome, le Dr Giralmi (*Compte rendu statistique et clinique de l'Asile Sainte-Marie*) nous dit que la paralysie générale n'a fait son apparition à l'Asile qu'en 1865.

D'un autre côté, Aubanel, qui avait étudié à Paris la paralysie générale avec Ferrus et Leuret, dès son arrivée à Marseille, signale la présence de paralytiques à l'Asile, et, de 1841 à 1843 (*Notice sur l'Asile des aliénés de Malte*), il trouve dans son registre d'autopsie 52 cas de

2

paralysie générale bien caractérisée, sur 129 nécropsies. Il dit, en outre, dans la même notice : « La paralysie générale est loin d'être aussi
rare dans le midi de la France que quelques auteurs l'on prétendu.
Marseille, placée sous une latitude assez chaude, nous en offre de nombreux exemples, tant dans la pratique civile que dans l'hospice des
fous » ; et il ajoute : « M. le docteur Guiaud, médecin-directeur d'un
bel établissement d'aliénés, a observé depuis longtemps des cas de cette
nature. » A Malte, où il est impossible à Moreau de découvrir un seul
paralytique sur 122 aliénés, il reconnaît cette maladie dans la descrip-
tion qu'en fait Chetcuti sans la désigner.

Il nous paraît donc vraisemblable de supposer que, si la présence
des paralytiques dans l'Asile de Marseille n'a pas été mentionnée avant
1843, c'est parce que jusqu'à cette époque elle a été méconnue; et cela
ne nous surprend pas outre mesure, quand on sait comment, pendant
de longues années, les aliénés ont été soignés et observés.

« Il serait curieux, écrit Aubanel en 1850 (*Compte rendu du service
médical*), de publier un jour un traité spécial sur ce point de pathologie
(démence paralytique), avec des faits recueillis dans un pays où cette
maladie était inconnue, au dire des auteurs. »

En 1860 (*Compte rendu médical*), les matériaux recueillis par Aubanel étaient nombreux : recherches statistiques, faits cliniques, observations microscopiques, étaient prêts à être classés, discutés et à devenir
« son testament scientifique. »

Malheureusement ce travail n'a pas été fait ; quelques recherches
statistiques, quelques communications aux *Annales médico-psycholo-
giques*, à la *Gazette médicale*, quelques rapports médico-légaux, sont
tout ce qui nous reste de cette longue pratique de vingt ans (1).

(1) *Des Fausses Membranes de l'arachnoïde, et principalement de leur mode de for-
mation chez les aliénés* (Aubanel, 1843). — *Compte rendu du service médical* (an-

M. le Dr Sauze, qui a été le premier collaborateur d'Aubanel, est pour ainsi dire le seul, à Marseille, qui se soit occupé dans ses écrits de la maladie dont il est question ici (1).

Après lui, les médecins en chef se sont succédé trop rapidement à l'Asile de Marseille pour que leur séjour pût leur permettre de recueillir de nombreux faits. Notons cependant les rapports écrits de M. Hildembrandt, qui effleurent la question de la paralysie générale d'origine syphilitique, et les communications de M. Cullère au Comité médical des Bouches-du-Rhône, sur la paralysie générale chez la femme.

Le travail que nous soumettons aujourd'hui à nos Juges n'a nullement la prétention d'être le livre dont parle Aubanel. Deux années d'internat ne suffisent pas pour étudier d'une façon sérieuse une maladie aussi multiple dans ses formes que variée dans ses symptômes, alors surtout que chez plusieurs elle n'a pu être observée que dans une de ses périodes d'évolution.

Mettre à profit les travaux de nos devanciers, résumer dans un tableau synthétique les renseignements statistiques, étiologiques et cliniques qu'ils nous ont laissés, tel a été notre but.

Les Archives médicales de l'Asile de Marseille pourraient être plus riches; les nombreux matériaux recueillis par Aubanel et ses collaborateurs (Observations médicales, registres d'autopsies) de 1841 à 1860, ont tous disparu ; les premières notes médicales que j'ai pu con-

nées 1841 à 1850). Aubanel, 1850. — *Rapport médico-légal sur le nommé W...* (*Ann. médico-psychol.*, 1856).— *Cancer du cervelet ayant simulé une paralysie générale* (*Gazette des hôpitaux*, 1858).

(1) *Considérations sur la paralysie générale progressive* .... 1854.
   Recherches sur la folie pénitentiaire..................... 1857.
   Des Rémissions dans le cours de la paralysie générale......... 1858.
   Paralytiques condamnés pour vol....................... 1861.
   De l'Accroissement de la folie paralytique et de ses causes..... 1881.

sulter ne datent que de 1869; depuis lors jusqu'à aujourd'hui il y a encore des lacunes. J'ai compulsé avec beaucoup de soin tous les documents qui existent et j'en ai recueilli tous les chiffres, tous les faits qui pouvaient faire connaître l'histoire de la paralysie générale à l'Asile de Marseille.

Si notre travail est de quelque utilité, le mérite en reviendra à ceux qui nous ont laissé les matériaux employés à le faire; sinon, nos Juges seront indulgents, à cause des longues et patientes recherches qu'il a nécessitées.

LA

PARALYSIE GÉNÉRALE

A l'Asile des aliénés de Marseille

RECHERCHES STATISTIQUES, ÉTIOLOGIQUES

ET CLINIQUES

CHAPITRE PREMIER

RECHERCHES STATISTIQUES

Ce n'est que de 1841 que date l'histoire médicale des paralytiques à Marseille. Avant cette époque, les médecins chargés de soigner les aliénés, qui étaient placés dans deux maisons appelées maison St-Lazare et maison St-Joseph, ne se doutaient peut-être pas qu'il y eût des paralytiques parmi leurs malades. Laissons Aubanel nous apprendre comment les aliénés étaient traités, comment était organisé le service médical, et nous ne serons plus surpris que la maladie la plus intéressante, observée aujourd'hui dans les asiles, ait été méconnue à cette époque.

« Il existait dans les deux maisons des cabanons souterrains, de
» véritables cachots, où étaient renfermés les malades les plus agités,
» ceux qui étaient réputés *méchants*, et même quelquefois, il est pénible

» de le dire, ceux qui se rendaient seulement importuns et incommodes
» par leur genre de folie, leur bavardage et leur manque d'égards en-
» vers les gens de service. Il n'y avait point de lit dans ces cabanons ;
» un peu de paille servait de couche à ces malheureux. On ne visitait
» ces pauvres aliénés qu'aux heures des repas, et aucune surveillance,
» tant la nuit que le jour, ne pouvait être exercée dans ces sortes de
» repaires, plus mauvais, sans doute, que ceux destinés à servir de
» logement aux animaux de nos ménageries.

» Les aliénés gâteux, ceux qui ont perdu tout sentiment de propreté,
» couchaient dans des salles basses, humides et obscures, sur des tas
» de paille que l'on changeait de place chaque jour, et que l'on renou-
» velait quand cette sorte de litière était à moitié pourrie ; c'est ainsi
» que cela se pratique dans les bergeries et dans les lieux où logent
» des animaux immondes ! En voyant ces malheureux, couchés pêle-
» mêle et recouverts presque entièrement de paille, on doutait de leur
» nature humaine ; on croyait plutôt avoir affaire à des brutes qu'à
» des créatures de notre espèce. C'est à St-Joseph que se trouvaient
» ces salles infectes et repoussantes. A St-Lazare, les gâteux couchaient
» également sur des tas de paille ; ils étaient placés, comme nous l'avons
» dit plus haut, dans les cabanons du rez-de-chaussée, au nombre de
» deux ou trois, suivant l'exigence du service. Ces cabanons, sans
» lumière et sans air, étaient visités, la nuit, par une multitude de rats,
» qui venaient ronger les vêtements des malades pour y trouver quel-
» ques débris de nourriture. En pénétrant, le matin, dans ces réduits
» délétères, on était impressionné désagréablement par l'atmosphère
» fétide qui y régnait ; on en était asphyxié, en quelque sorte, et l'on
» rétrogradait de quelques pas, tant la première impression était pé-
» nible.

» Les médecins titulaires de ces deux hospices ne visitaient pas tous
» les jours les malades ; ils n'y venaient ordinairement que trois fois la
» semaine, à moins qu'une affection accidentelle exigeât des soins plus
» assidus. On ne mettait sur les cahiers de visite que le nom des alié-
» nés atteints de quelque maladie intercurrente ; les autres aliénés

» étaient visités sans ordre et sans régularité. Le médecin entrait dans
» les cours où les malades se promenaient; il parcourait les longs cor-
» ridors de la maison, et ne voyait guère que ceux qui se trouvaient
» sur son passage ou ceux que les sœurs lui désignaient comme récla-
» mant quelques secours. Ces visites étaient certainement très-incom-
» plètes; elles ne pouvaient permettre d'examiner l'aliéné d'une ma-
» nière convenable, et elles devaient exposer le médecin à laisser
» échapper à sa surveillace, pendant des mois entiers, certains indivi-
» dus qui auraient pu avoir besoin journellement de soins et de con-
» solations. En rappelant ce qui se faisait avant moi, je ne veux jeter
» aucun blâme sur les honorables confrères qui m'ont précédé dans
» l'emploi de médecin des hospices Saint-Lazare et Saint-Joseph.
» J'honore ces médecins sous tous les rapports ; mais pouvaient-ils
» faire mieux, avec si peu de moyens d'amélioration et une position non
» en rapport avec l'exigence du service de cette spécialité. Quelques-
» uns de ces malheureux que les médecins ne voyaient pas n'avaient
» même plus de noms et n'étaient connus que par des sobriquets.»

Avec un tel système, comment aurait-on pu connaître leur genre
d'affection ?

Heureusement la loi de 1838 vint mettre fin à cet état de choses ;
l'Asile de Marseille fut un des premiers à en bénéficier. « Voué par
goût à l'étude de l'aliénation mentale », Aubanel, « qui avait pour le
guider l'exemple des grandes célébrités de Paris et l'instruction spéciale puisée à leurs savantes leçons », fut chargé du service médical
en 1840. Il l'organisa suivant les exigences de la science : les visites
furent faites régulièrement ; chaque malade eut sa feuille d'observation. Ce jour-là, la paralysie générale exista à Marseille.

Dès l'année 1841, sur 132 malades admis (64 hommes et 68 femmes),
18 furent reconnus paralytiques (12 hommes et 6 femmes), ce qui donne
une proportion totale de 13 %. Beaucoup d'asiles, à l'heure actuelle,
n'en ont pas davantage.

Afin de connaître exactement la marche de la paralysie générale dans
nos contrées, j'ai dressé un tableau divisé en quatre périodes décen-

nales. J'ai emprunté la première au *Compte rendu médical* d'Aubanel (année 1850).

J'indique le nombre total des admissions et, à côté, le nombre des paralytiques. Je les divise en hommes et en femmes, en placements d'office et en placements volontaires. Cette subdivision m'a paru propre à nous faire connaître la proportion des paralytiques dans les classes pauvre et aisée de la société. Je donne, pour chaque année, la proportion centésimale pour l'un et l'autre sexe, et la même proportion sur le nombre total des entrées pour chaque période décennale ; les chiffres ainsi obtenus représentent une moyenne plus vraie. J'ai fait tout mon possible pour éviter des erreurs; si cependant les chiffres donnés n'étaient pas tout à fait exacts, les résultats d'ensemble n'en seraient pas sensiblement altérés.

(Ci-contre le Tableau indiquant le nombre de paralytiques admis chaque année à l'asile, de 1841 à 1880, en rapport avec les admissions totales)

ANNÉES	ADMISSIONS totales	PARALYTIQUES HOMMES				ADMISSIONS totales	PARALYTIQUES FEMMES			
		Volontaires	d'office	Total	Tant p. 100		Volontaires	d'office	Total	Tant p. 100
1841	64	»	»	12	18	68	»	»	6	8
1842	73	»	»	16	23	50	»	»	3	6
1843	66	»	»	10	15	42	»	»	2	5
1844	65	»	»	9	13	61	»	»	7	11
1845	76	»	»	14	18	70	»	»	8	11
1846	38	»	»	15	37	47	»	»	2	1
1847	113	»	»	24	21	73	»	»	6	8
1848	115	»	»	14	12	71	»	»	9	12
1849	108	»	»	23	22	80	»	»	14	17
1850	127	»	»	22	17	83	»	»	12	14
TOTAUX	845	»	»	159	18 %	645	»	»	69	10 %
1851	140	6	10	16	11	93	1	7	8	8
1852	229	12	19	31	13	148	3	3	6	4
1853	138	6	15	21	15	109	2	7	9	8
1854	171	22	17	39	22	119	2	6	8	7
1855	188	14	20	34	17	120	»	4	4	3
1856	178	12	29	41	23	110	»	13	13	11
1857	200	19	23	42	21	123	1	7	8	6
1858	160	8	25	33	20	113	»	6	6	5
1859	198	9	19	28	14	121	2	10	12	19
1860	191	24	27	51	26	126	1	11	12	9
TOTAUX	1793	132	204	336	24 %	1182	12	74	86	7 %
1861	182	23	17	40	21	146	3	9	12	7
1862	247	21	30	51	20	173	2	7	9	5
1863	246	16	32	48	19	104	»	12	12	11
1864	226	13	26	39	17	132	»	2	2	1
1865	159	20	24	44	27	151	»	8	8	5
1866	239	32	17	49	15	114	»	8	8	7
1867	247	25	30	55	22	130	2	6	8	6
1868	218	40	36	76	34	155	5	13	18	11
1869	242	27	45	72	29	163	3	23	26	15
1870	230	26	38	64	27	136	2	23	25	18
TOTAUX	2236	243	295	538	24 %	1404	17	111	128	9 %
1871	215	36	27	63	29	153	3	21	24	15
1872	190	27	25	52	22	139	3	19	22	16
1873	181	24	36	60	33	115	1	17	18	15
1874	108	20	35	55	41	108	2	14	16	14
1875	169	20	30	50	30	138	4	18	22	15
1876	172	25	35	60	34	124	4	14	18	14
1877	204	21	40	61	29	132	2	17	19	14
1878	220	25	43	68	30	101	3	11	14	12
1879	200	26	38	64	32	136	1	12	13	9
1880	209	29	44	73	35	159	9	21	30	19
TOTAUX	1868	253	353	606	32 %	1315	32	164	196	15 %

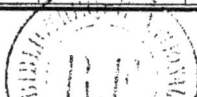

Pour que cette statistique ait quelque valeur démographique, il ne nous suffit pas de connaître quel a été le nombre de paralytiques admis à diverses époques ; il faut que nous sachions aussi quelles sont les populations qui ont fourni ce contingent et dans quelle proportion. Avant la construction de l'Asile actuel, dont les aliénés de Marseille prirent possession en 1843, seuls les malades du département, la ville d'Aix exceptée, étaient admis dans les deux maisons de santé dont nous avons parlé. En 1843, la Corse et l'Algérie envoyèrent leurs malades à l'Asile Saint-Pierre, qui reçut aussi les militaires de la 8ᵐᵉ division et de l'armée d'Afrique. En 1852, le Var envoya ses aliénés à Marseille ; 127 aliénés quittèrent l'asile d'Aix pour venir dans le nôtre. Si j'en crois les certificats d'entrée, aucun n'était paralytique. Vu l'encombrement, les aliénés de la Corse et de l'Algérie furent transférés, la même année, à l'Asile d'Aix. Depuis quelques années, les malades du département des Bouches-du-Rhône, autres que ceux de l'arrondissement de Marseille, sont admis à Aix.

Voici quelques renseignements statistiques sur la population de ces divers pays. Le département des Bouches-du-Rhône comptait, en 1841,375,000 habitants; en 1851, 423,512; en 1861, 507,112; en 1872, 554,911. A cette époque, l'arrondissement de Marseille envoya seul ses malades à l'Asile St-Pierre. En 1881, l'arrondissement en question comptait 399,399 habitants. Nous n'avons aucun renseignement sur la population moyenne de l'Algérie, des corps d'armée de cette colonie, du 15ᵐᵉ corps à Marseille et de la division navale de Toulon. Cette population a été trop variable ; au reste, le tableau suivant (Domicile et Origine) nous fournira quelques indications là-dessus. La population actuelle du Var est de 295,000 habitants. La ville de Toulon figure sur ce chiffre pour 70,000. Nous croyons peu utile de décrire ici les mœurs de ces diverses populations. Le lieu où l'on demeure influe moins sur le genre de vie que la profession. Nous donnons plus loin un tableau complet des diverses professions exercées par nos paralytiques.

Ces données connues, nous pouvons étudier avec plus de profit les

résultats que nous fournit le tableau précédent. Nous allons voir
d'abord quelle est la marche de la paralysie étudiée isolément; nous
l'étudierons ensuite, en la comparant à celle de l'aliénation mentale
en général; enfin nous verrons quelle est la proportion de paralytiques
fournis par les diverses régions tributaires de l'Asile de Marseille.

Le nombre des paralytiques n'a pas cessé de croître, tant chez les
hommes que chez les femmes, depuis qu'on a commencé à les connaître.
Cette progression ascendante tient à d'autres causes que celles qui fa-
vorisent le développement de la maladie; car, ainsi que nous l'avons
vu, la population totale n'est pas restée stationnaire. La ville de Marseille, elle seule, qui ne comptait en 1852 que 160 mille habitants, en
comptait, en 1872, 300 mille; en 1876, 318 mille, et, pendant les quatre années suivantes, elle a vu cette population s'accroître encore de
42 mille habitants. Or, dans le tableau suivant, nous voyons que la
ville de Marseille est celle qui fournit proportionnellement le plus
grand nombre de paralytiques.

Ceci dit, comparons le nombre de ces malades avec la totalité des
aliénés. Ce rapport, chez les hommes, est de 18 p. 100 pendant la première période; légèrement supérieur pendant la deuxième et la troisième, il augmente brusquement pendant la quatrième. Chez les femmes, il n'en est pas tout à fait ainsi; en effet, pendant la deuxième et la
troisième période, nous avons une proportion inférieure à celle de la
première; mais, en revanche, nous trouvons une proportion double
pendant la quatrième.

Inutile de faire remarquer que le nombre des paralytiques hommes
l'emporte de beaucoup sur celui des paralytiques femmes. Voici quelques chiffres qui donnent exactement le rapport existant entre les deux
sexes. Nous prenons pour unité le total des paralytiques femmes ad-
mises pendant chaque période, et nous trouvons:

Première période, les hommes sont aux femmes :: 2,3 : 1 ;
Deuxième période,   id.   :: 3,9 : 1 ;
Troisième période,   id.   :: 4,2 : 1 ;
Quatrième période,   id.   :: 3,3 : 1.

La progression ascendante des paralytiques prouvée, quelle est-elle ?
Pour les hommes, le nombre des malades admis dans ces derniers temps
est à celui de la première période :: 4 : 1 ; pour les femmes :: 3 : 1.

Ainsi, non-seulement les paralytiques hommes sont plus nombreux,
mais encore leur nombre augmente plus rapidement que chez les
femmes. La marche de l'aliénation mentale n'a pas été aussi rapide
que celle de la paralysie générale, excepté chez les femmes, pendant la
2ᵉ et la 3ₑ période ; si pendant la 4ᵉ elle paraît stationnaire, cela tient
à ce que les malades des arrondissements d'Arles et d'Aix sont depuis
1871 séquestrés à l'Asile d'Aix.

Je ne sais pas exactement combien il se trouvait de paralytiques
parmi les aliénés de la Corse et les aliénés civils de l'Algérie séquestrés à l'Asile St-Pierre, de 1843 à 1852, mais ils étaient peu nombreux ;
plus nombreux étaient les paralytiques militaires. Notre tableau des
professions en donnera le chiffre exact.

Il eût été intéressant de connaître le lieu d'origine de tous les paralytiques, mais ce travail eût été fort long. J'ai dressé le tableau suivant, qui donne le nombre des malades domiciliés à Marseille, dans
les Bouches-du-Rhône, le Var, l'Algérie, ou qui sont originaires de
ces lieux. J'ai tenu compte de ceux qui avaient un domicile étranger
ou qui étaient originaires d'un autre pays, et je les ai réunis sous
cette dénomination : « autres lieux. » La façon dont ce tableau est présenté indique non-seulement le domicile ou le pays d'origine, mais
encore établit une distinction entre ceux qui, habitant un même pays,
ont une origine différente. Les colonnes horizontales correspondent
au domicile, les colonnes verticales au lieu d'origine.

Domicile et Lieu d'origine

DOMICILE	HOMMES							FEMMES						
	Marseille	Bouches-du-Rhône	Var	Algérie	Autres lieux	Inconnus	Totaux	Marseille	Bouches-du-Rhône	Var	Algérie	Autres lieux	Inconnus	Totaux
Marseille.............	110	57	44	1	337	70	**619**	62	16	11	1	195	21	**306**
Bouches-du-Rhône. ...	4	52	2	»	28	8	**94**	1	12	»	1	8	1	**23**
Var.................	1	1	94	»	83	4	**183**	»	1	»	3	21	3	**28**
Algérie.............	2	»	3	4	72	7	**88**	»	»	1	»	6	»	**7**
Autres lieux..........	»	»	3	5	55	2	**65**	»	1	19	»	8	»	**28**
Domicile inconnu......	»	1	»	»	30	17	**50**	2	2	»	»	11	10	**25**
Totaux des lieux d'origine............	117	113	146	10	605	108	»	65	32	31	5	249	35	»

Comparons entre elles les diverses régions désignées dans notre tableau.

Relativement au domicile :

Le contingent relatif de la ville de Marseille est :

Pour les hommes :: 1 : 1,7; pour les femmes :: 1 : 1,4.

Celui du département des Bouches-du-Rhône :

Pour les hommes :: 1 : 11; pour les femmes :: 1 : 17.

Celui du Var :

Pour les hommes :: 1 : 6; pour les femmes :: 1 : 15.

Celui de l'Algérie :

Pour les hommes :: 1 : 12; pour les femmes :: 1 : 60.

Relativement à l'origine :

Le contingent de la ville de Marseille est :

Pour les hommes :: 1 : 9; pour les femmes :: 1 : 65.

Celui des Bouches-du-Rhône :

Pour les hommes :: 1 : 9; pour les femmes :: 1 : 13.

Celui du Var :

Pour les hommes :: 1 : 7,5 ; pour les femmes :: 1 : 13.

Celui des autres lieux :

Pour les hommes :: 1 : 1,8 ; pour les femmes :: 1 : 1,6.

Il est intéressant de constater que, sur le grand nombre de paralytiques qui nous viennent directement de Marseille (les deux tiers environ du nombre total), fort peu sont originaires de cette ville ; il est à remarquer aussi que la moitié environ des malades est originaire d'un pays étranger à notre région ; pour les femmes seules, ce nombre s'élève aux 5 sixièmes.

Nous complétons nos renseignements statistiques par la note suivante, que nous envoie notre collègue M. Eygline, interné à l'Asile d'Aix.

Il existe en ce moment dans cet Asile :

379 hommes, dont 180 Algériens, et 338 femmes, dont 120 Algériennes.

Parmi eux se trouvent : 27 paralytiques hommes, dont 16 Algériens ;

6 paralytiques femmes, dont 5 Algériennes.

Les 16 paralytiques algériens comprennent 5 musulmans ; les paralytiques algériennes, 3 musulmanes. — Une chose à constater, c'est que les deux arrondissements ruraux des Bouches-du-Rhône n'ont à l'Asile d'Aix qu'une seule femme paralytique.

Que deviennent tous ces malades ? Devant nous occuper plus loin des rémissions et des décès, il nous a paru peu intéressant de rechercher combien parmi eux sortent de l'Asile de Marseille pour aller dans un autre ; ce sont surtout les militaires qui rentrent dans cette catégorie, et combien sortent réclamés par leur famille ? Nous nous sommes borné, pour ce travail, à une période de dix ans. Pendant ce laps de temps :

398 sont décédés ;

52 ont été transférés ;

35 sont sortis améliorés ;

80 sont sortis réclamés par leur famille ;
10 sont sortis en complète rémission.

La statistique étiologique et clinique sera traitée dans les chapitres suivants.

CHAPITRE II

RECHERCHES ÉTIOLOGIQUES

La connaissance des causes qui concourent au développement de la
paralysie générale est encore, malgré les nombreuses recherches faites
sur ce point, un des côtés les plus obscurs de cette maladie.

Comment et sous quelle influence se produit l'altération anatomique,
dont la marche progressive, tantôt lente, tantôt rapide, amène tous
ces troubles vitaux qui constituent la paralysie générale?

Nous n'essayerons pas de le démontrer; nous allons seulement indi-
quer quelles sont les causes mentionnées comme ayant favorisé le développement de la maladie, les classer et en comparer la fréquence
relative.

Nous n'attribuerons pas aux résultats obtenus plus d'importance
qu'ils n'en méritent; car si, dans une question d'étiologie, les chiffres
ont leur valeur, cette valeur devient tout à fait secondaire lorsque les
causes mentionnées sont trop nombreuses, lorsque celles qui paraissent
les plus fréquentes manquent encore dans la majorité des cas.

Parmi les renseignements étiologiques fournis, certaines causes pla-
cent l'individu dans des conditions favorables au développement de la
maladie, ce sont les causes prédisposantes. Les unes générales: âge,
sexe, état civil, professions, saisons; — les autres individuelles: tempérament, hérédité. D'autres causes paraissent agir en ajoutant leur
action nuisible à la prédisposition déjà existante chez l'individu: ce
sont les causes occasionnelles. De là notre division.

Première Section

CAUSES PRÉDISPOSANTES GÉNÉRALES

Nous comprenons sous cette dénomination : l'âge le sexe, l'état civil, les professions, les saisons. L'influence de ces causes ne peut être connue que par des chiffres ; les chiffres seuls doivent parler. La valeur étiologique du sexe nous est déjà connue; nous n'y reviendrons pas.

AGE ET ÉTAT CIVIL

Nos recherches sur l'âge et l'état civil sont résumées dans le tableau suivant, qui nous indique l'âge dans les colonnes horizontales, l'état civil dans les colonnes verticales. Cette combinaison nous apprend, non-seulement l'influence de chacune de ces causes séparées, mais encore quelle est la résultante de leur action combinée.

AGE	HOMMES					FEMMES				
	Célibataires	Mariés	Veufs	État civil inconnu	Totaux	Célibataires	Mariées	Veuves	État civil inconnu	Totaux
de 20 à 25 ans.....	8	»	1	3	12	6	1	1	6	14
de 25 à 30 ans.....	28	28	1	30	67	12	5	2	10	29
de 30 à 35 ans.....	55	55	5	62	184	17	44	4	22	87
de 35 à 40 ans.....	60	60	3	116	292	12	40	7	13	72
de 40 à 45 ans.....	52	52	10	113	314	9	40	8	12	69
de 45 à 50 ans.....	33	33	10	103	265	9	17	10	7	43
de 50 à 55 ans.....	17	17	10	48	155	3	5	7	5	20
de 55 à 60 ans	12	12	6	49	91	»	6	7	»	13
de 60 à 70 ans.....	5	5	11	20	55	3	»	6	2	11
de 70 à 80 ans.....	»	»	2	5	9	1	»	1	»	2
80 et au-dessus.....	»	»	»	»	»	»	»	1	»	1
Inconnus..........	2	2	»	43	41	»	2	1	5	8
TOTAUX........	272	570	59	592	»	71	160	55	82	»

4

La période de la vie la plus propice à l'éclosion de la paralysie générale est comprise, chez l'homme, entre 35 et 50 ans ; chez la femme,
entre 30 et 40 ans.

Pour bien apprécier l'influence de l'état civil sur la paralysie, il faudrait connaître exactement quel rapport existe entre les célibataires,
les mariés et les veufs, dans la région où on l'étudie, connaître aussi
l'âge où elle se montre de préférence. Nous n'avons pu avoir ces renseignements : nos conclusions n'auront pas toute l'exactitude voulue.
Basons-nous sur les données statistiques générales. En France, nous
avons, par 1,000 habitants au-dessus de 18 ans, 325 célibataires, 75 veufs
et 600 mariés.

Comparons ces rapports avec ceux que nous trouvons pour les paralytiques. Sur 1,000, nous avons 301 célibataires, 66 veufs et 633 mariés. Il semble à première vue que, conformément à ce qu'admettent
la plupart des auteurs, la paralysie frappe de préférence les mariés.
Malgré les chiffres, telle n'est pas notre opinion. Nous voyons tout
d'abord que la différence existant en faveur du célibat est peu considérable, $^{325}/_{301}$. Remarquons, en outre, que la répartition entre les célibataires, mariés et veufs, a été faite à partir de 18 ans et au-dessus,
alors que l'âge moyen des célibataires qui se marient en France est
28 ans pour les garçons.

Si les rapports étaient établis à partir de cet âge, nous trouverions
celui des célibataires bien inférieur à celui de $^{32}/_{100}$, bien inférieur aussi
à celui de $^{30}/_{100}$, que nous trouvons chez les paralytiques. Or, avant cet
âge, combien peu de victimes fait la paralysie générale !

Cette argumentation nous paraît irréfutable ; mais il est encore un
facteur inconnu dont il faut tenir compte. Ce facteur, c'est le grand
nombre de paralytiques dont l'état civil est inconnu, 35°/.. Nous sommes convaincu que, parmi eux, se trouve un bien plus grand nombre
de célibataires ou de veufs que de mariés. Cette assertion ne peut être
prouvée, mais elle repose sur des bases sérieuses.

En effet, l'Asile de Marseille étant aux portes de la ville, lorsqu'un malade est marié, à part de rares exceptions, son conjoint vient toujours, au moins au début de la maladie, le visiter ou prendre de ses nouvelles; si son état civil reste inconnu, cela paraît dû le plus souvent à son isolement.

Que de fois, en établissant notre statistique, avons-nous vu que l'état civil n'est pas mentionné! et cependant la profession, celle de fille soumise par exemple, autorisait à le supposer. Nous admettons donc que le célibat favorise plus que le mariage l'éclosion de la paralysie. Pourquoi l'influence sanitaire du mariage ne serait-elle pas la même pour la paralysie générale que pour les autres formes de l'aliénation mentale, le suicide, la criminalité, etc. ?

D'après notre tableau, l'état civil influe sur l'âge où se montre la paralysie générale. Nous trouvons, en effet, de 20 à 25 ans, 14 célibataires, 2 veufs et 1 marié; rien cependant n'est moins prouvé.

Il faudrait, pour conclure, savoir quel est le rapport existant à cet âge et dans notre région entre les célibataires et les mariés ; or je l'ignore. Mais ce qui n'est pas douteux, c'est que, dans les grandes villes, les mariages au-dessous de 25 ans sont fort rares.

PROFESSIONS

Hommes

PROFESSIONS LIBÉRALES			
Médecins civils	12	Hommes de lettres	1
Pharmaciens	2	Consuls	3
Avocats	3	Chanceliers	1
Notaires	3	Instituteurs	2
Huissiers	4	Vétérinaires	1
Ingénieurs	2	Musiciens	10
Géomètres	3	Artistes dramatiques	2
Architectes	1	Peintres	2
Professeurs	4	Total	66

MILITAIRES

Officiers	66
Sous-officiers	27
Soldats	96
Gendarmes	17
Pharmaciens	1
Médecins	4
Total	211

MARINS

Officiers	19
Matelots	53
Mécaniciens	17
Chauffeurs	7
Médecins	2
Pharmaciens	1
Total	99

RENTIERS ET PROPRIÉTAIRES

Rentiers	5
Propriétaires	7
Total	12

PROFESSIONS INDUSTRIELLES
ET COMMERCIALES

Négociants	40
Marchands	15
Banquiers	2
Industriels divers	5
Épiciers	1
Confiseurs	3
Restaurateurs	5
Aubergistes et marchands de vin	7
Liquoristes	8
Représentants de commerce et commis voyageurs	10
A reporter	96

Report	96
Portefaix	21
Courtiers	12
Commissionnaires	2
Colporteurs	3
Merciers	2
Teneurs de livres	4
Agents d'affaires	3
Total	143

PROFESSIONS MANUELLES OU MÉCANIQUES

Tonneliers	12
Pêcheurs	5
Charretiers	4
Journaliers	77
Cordiers	4
Teinturiers	1
Calfats	5
Charpentiers	13
Boulangers	13
Dessinateurs	1
Ébénistes	6
Maçons	32
Tailleurs d'habits	7
Tailleurs de pierre	12
Forgerons	10
Menuisiers	13
Peintres sur bâtiments	10
Cordonniers	30
Bouchers et charcutiers	9
Layetiers	3
Charrons	3
Armuriers	1
Bergers	1
Dentistes	1
Verriers	3
Tourneurs	5
A reporter	281

Report	281
Chaudronniers	6
Lamineurs.	1
Plombiers	2
Quincailliers	1
Corroyeurs	4
Coiffeurs	7
Bouchonniers	2
Savonniers	1
Chiffonniers	4
Vermicelliers	1
Fayenciers	2
Graveurs	4
Bijoutiers	2
Scieurs de long	4
Brasseurs	1
Camionneurs	1
Pompiers	2
Matelassiers	3
Plâtriers	3
Chapeliers	3
Vanniers	2
Remouleurs	1
Cuisiniers	11
Mineurs	4
Typographes	2
Lithographes	1
Burineurs	2
Bûcherons	1
Emballeurs	3
Meuniers	1
Magasiniers	1
Bourreliers	1
Tapissiers	1
Tuiliers	2
Fondeurs	1
A reporter	369

Report	369
Ferblantiers	2
Marbriers	2
Constructeurs de navires	1
Plongeurs	1
Ecuyers	3
Total	378
Cultivateurs	27
Jardiniers	4
Fermiers	1
Total	32

EMPLOYÉS DIVERS

Employés divers	46
Employés des postes	4
Commis	43
Contrôleurs de chemin de fer	2
Employés de chemin de fer	3
Employés d'administration	4
Agents voyers	2
Interprètes	1
Porteurs de contraintes	1
Employés des douanes	3
Employés d'octroi	2
Commissaires de police	2
Agents de police	2
Gardes-chiourmes	2
Facteurs des postes	2
Total	119

GENS A GAGES

Garçons d'hôtel et de café	10
Cochers	17
Domestiques	2
Total	29
Sans profession	26

Femmes

PROFESSIONS LIBÉRALES

Sages-femmes................ 1
Chanteuses d'opéra.......... 1

Total..... 2

PROFESSIONS MANUELLES ET MÉCANIQUES

Ménagères................... 64
Journalières................ 34
Blanchisseuses.............. 4
Cuisinières................. 6
Cigarières.................. 2
Lingères.................... 5
Tailleuses.................. 7
Couturières................. 28
Coiffeuses.................. 2
Giletières.................. 1
Chapelières................. 1
Repasseuses................. 3
Modistes.................... 1

Total..... 158

PROFESSIONS INDUSTRIELLES ET COMMERCIALES

Épicières................... 1
Revendeuses................. 5
Poissonnières............... 1
Marchandes diverses......... 2
Limonadières................ 2
Aubergistes................. 1
Cantinières................. 1

Total..... 13

Rentières et propriétaires..... 7

PROFESSIONS DIVERSES

Chanteuses ambulantes........ 1
Mendiantes.................. 1
Filles soumises............. 16

Total...... 18

Sans profession............. 44

Dans cette longue énumération se rencontrent presque toutes les professions. C'est dire combien leur influence étiologique est négligeable. Nous pouvons cependant faire quelques remarques sur les chiffres qui précèdent.

Sur 1,116 cas, nous ne trouvons que 66 professions libérales. Leur nombre ne paraît pas prouver l'influence des études sur la production de la paralysie. Nous remarquons avec peine que les médecins tiennent le premier rang. A eux seuls, ils comptent pour un cinquième. Si on ajoute aux médecins civils les médecins militaires, ceux de la flotte et les pharmaciens, nous avons un total de 22. Parmi les femmes, une accoucheuse, que nous avons classée dans les professions libérales, y est seule avec une chanteuse d'opéra.

Les officiers, tiennent dans cette statistique un rang élevé. La plupart viennent de l'Algérie; ceux sur lesquels des renseignements ont été pris ont presque tous des antécédents alcooliques.

Les professions agricoles ne fournissent qu'un contingent relativement faible (3 %). A l'époque où le phylloxera n'avait pas ravagé nos vignes, les agriculteurs de notre région ne se privaient pourtant pas de boissons alcooliques; mais il faut constater que, généralement, leur vie est très-régulière.

Nous ne voyons pas que les préparations saturnines aient fait beaucoup de victimes. L'exposition prolongée à la chaleur d'un foyer paraîtrait avoir une certaine influence : en effet, le nombre des mécaniciens de la marine, chauffeurs, boulangers, forgerons, cuisiniers, est presque deux fois plus élevé que celui des cultivateurs, jardiniers et fermiers réunis.

Chez les femmes, une seule profession nous présente quelque intérêt : la prostitution. Nous trouvons dans notre nomenclature 16 filles soumises; ce nombre, déjà assez élevé, ne comprend que celles qui sont réglementées par la police : nous ne doutons pas que, si nous pouvions y ajouter le nombre de celles qui, se livrant à la prostitution clandestine, viennent à l'Asile et sont classées parmi les professions inconnues, le chiffre en serait beaucoup plus élevé.

Pour que l'étude des professions fût profitable, dit Aubanel, il faudrait connaître la proportion de chaque profession pour la population en général, afin de la comparer à celle que fournit la population des aliénés. Si ce travail a été fait, nous l'ignorons; aussi nos conclusions, ou celles que l'on pourrait tirer du tablau qui précède, n'ont-elles qu'une importance relative.

MOIS ET SAISONS

Ne pouvant connaître la période exacte du début de la maladie, nous sommes obligé de nous en tenir, pour ce point de la statistique, à l'époque de l'admission à l'Asile.

Le tableau suivant semble nous apprendre que l'influence des saisons est à peu près nulle; à peine indique-t-il une légère augmentation dans le chiffre des admissions pendant l'été.

MOIS	HOMMES					FEMMES					TOTAL GÉNÉRAL de chaque saison
	de 1851 à 1860	de 1861 à 1870	de 1871 à 1880	TOTAUX		de 1851 à 1860	de 1861 à 1870	de 1871 à 1880	TOTAUX		
Hiver						**Hiver**					
Décembre.....	27	32	41	100		7	17	7	31		
Janvier.......	21	44	49	114	334	12	13	12	37	107 = 441	
Février.......	26	47	47	120		15	11	13	39		
Printemps						**Printemps**					
Mars.........	19	42	55	116		4	5	8	17		
Avril........	24	60	49	133	381	8	7	17	32	82 = 463	
Mai..........	31	49	52	132		6	11	16	33		
Été						**Été**					
Juin..........	21	52	63	136		4	15	14	23		
Juillet........	33	56	51	140	419	8	17	13	38	90 = 500	
Août.........	27	47	69	143		9	6	14	29		
Automne						**Automne**					
Septembre.....	21	43	47	111		4	9	12	25		
Octobre.......	36	42	47	125	344	10	6	16	32	91 = 435	
Novembre.....	24	42	42	108		6	10	18	34		

Section II

CAUSES INDIVIDUELLES

Les documents que j'ai pu consulter sont peu nombreux. Voici un tableau résumant toutes mes recherches. (Je crois devoir faire observer que plusieurs causes, ici isolées, se trouvaient parfois réunies dans une seule observation) :

CAUSES INDIVIDUELLES PRÉDISPOSANTES

Hérédité. 49
Tempérament (pas de renseignements suffisants).

CAUSES INDIVIDUELLES OCCASIONNELLES

Morales :	Contention d'esprit, travail intellectuel.	17
	Chagrins domestiques.	21
	Émotions fortes et subites	19
	Emotions déprimantes	3
	Ambition déçue	5
	Colère	1
	Amour contrarié.	2
	Nostalgie	4
	Passion politique.	2
	Accusation ou condamnation fausse. .	5
	Remords	1
	Perte de la fortune	9
	Perte d'une personne chère	11
	Jalousie.	1
Morbides :	Affection cérébrale organique	9
	Id. fonctionnelle (congestion) .	40
	Insolation.	8
	Erysipèle de la face ou du cuir chevelu .	4

5

Nous avouons que cette nomenclature étiologique n'est point faite pour satisfaire l'esprit, et, si nous nous en tenons aux causes dites, par un singulier jeu de langage, morales ou hygiéniques, qui de nous n'a pas été soumis à l'influence de plus d'une d'entre elles ?

La lecture des observations où nous les avons rencontrées nous a peu convaincu de leur puissance pathogénique, dans la majorité des cas. Plusieurs fois, les parents donnent comme cause un fait qui n'est qu'une simple coïncidence. Quelquefois même, ce que l'on suppose être la cause de la maladie n'en est que le résultat, un des premiers symptômes. En voici un exemple : X..., jeune fille de 24 ans, a quitté depuis quelques années le domicile paternel. Devenue enceinte, elle entre à la Maternité de Lyon. Les religieuses la décident à entrer dans un couvent pour expier sa faute. Là, elle fait une retraite pendant laquelle elle donne les signes les plus manifestes de son repentir. Elle comprend toute l'énormité de sa faute; elle a peur d'être damnée, passe toutes ses journées à la chapelle, pleure constamment, etc. Toutes ces manifestations de son repentir durent trop longtemps et deviennen par trop bruyantes. Finalement elle est amenée à l'Asile, où elle est reconnue paralytique. Quelle était la cause donnée de sa maladie ? Le remords ! Il en est ainsi pour la plupart des cas où les chagrins, la perte d'une personne chère, des revers de fortune, la crainte d'une accusation, la passion politique ou religieuse, sont mis en cause; souvent ces prétendues causes de la maladie n'en sont que la manifestation.

L... (1879), restaurateur, a éprouvé des pertes d'argent. Son cuisinier laisse gâter une certaine quantité de viande; pour ce fait, le capitaine le menace de le mettre aux fers. Il vient à l'Asile, et, sur sa feuille d'observation, je vois : « Causes, chagrin. » Bien avant le fait en question, il avait manifesté un affaiblissement de la mémoire; il a, du reste, un cousin aliéné.

L.... (1881) est appelé à faire ses vingt-huit jours. Exposé aux ardeurs du soleil pendant des marches longues et fatigantes, il tombe sans connaissance. Rentre un mois après à l'Asile. Causes : insolation. Des amis viennent le voir et nous racontent que L..., étant encore au régiment, avait souvent des absences, du trouble dans les idées.

Inutile de multiplier ces exemples.

Il est pourtant des cas où la cause alléguée paraît avoir eu une action réelle :

B.... (1880), guetteur du phare de Pomègue. Rien dans ses antécédents; forte insolation, après laquelle se montrèrent les premiers symptômes.

R.... (1881), vingt-trois ans, est arrêté, il y a trois ans, par des voleurs ; il en éprouve une grande frayeur. Depuis lors, il présente un tremblement marqué ; sa mémoire diminue progressivement, a parfois des mouvements impulsifs, etc. Vu le jeune âge du malade et la marche des symptômes, on peut facilement admettre que la frayeur est ici la véritable cause.

M. Reverchon attribue à la frayeur une certaine importance. Voici ce que nous lisons dans son *Rapport médical* de 1874 : « 7 fois sur 30 cas de paralysie, cette grave maladie paraît avoir été occasionnée par la frayeur ou par une émotion morale de nature déprimante. Ce point d'étiologie me paraît important, et je me propose de le développer ultérieurement, quand j'aurai recueilli une plus grande masse de faits. »

M.... (1882), mécanicien. Pas d'antécédents, pas d'excès. Il y a environ sept mois, il travaillait sur un navire ; il fait une chute dans la cale et se blesse assez grièvement à la tête. Depuis lors, il a de violentes céphalalgies, se plaint constamment, parle toujours de se suicider ; finalement, fait une tentative de suicide.

H.... (1880). Pendant la guerre de 1870, fracture de l'occipital, produite par un coup de crosse de fusil ; depuis lors, il éprouve parfois des syncopes prolongées avec mouvements convulsifs. Le délire ne se manifeste que dix ans après.

Si, en dehors de certains cas particuliers, l'action des causes alléguées peut paraître douteuse, il en est pourtant certaines que la plupart des auteurs considèrent comme ayant une influence capitale : nous voulons parler de l'hérédité, de l'alcoolisme, de la syphilis. Nous étudierons, dans des paragraphes spéciaux, la part qui leur est faite dans les *Notes médicales* de l'Asile de Marseille.

HÉRÉDITÉ

S'il est un point d'étiologie sur lequel il soit difficile d'obtenir des renseignements exacts, c'est assurément celui des antécédents héréditaires.

A part de rares exceptions, les parents seuls peuvent nous renseigner là-dessus, et trop souvent, alors même qu'ils sont habilement interrogés, ils n'avouent point ce qu'ils considèrent comme une tache dans la famille.

Chez nos paralytiques, l'hérédité a été constatée 49 fois. Je crois ce chiffre inexact ; car la plupart des observations que j'ai pu consulter, alors même qu'elles décrivent les symptômes observés chez les malades, sont muettes sur les antécédents. Dans ces observations, l'hérédité n'est signalée que 23 fois ; à ce chiffre, il faut ajouter 26 cas, d'hérédité consignés dans les rapports médicaux de certaines années, dont les observations manquent.

J'ai cru utile de résumer aussi brièvement que possible ces 23 cas, où l'hérédité est bien établie.

Hérédité vésanique

OBSERVATION 1re. — P..., quarante-deux ans. Démence, optimisme, idées de richesse. Décès. Durée, deux ans et demi. Oncle décédé à l'Asile.

OBS. 2. — H..., trente-cinq ans. Forme congestive ; décès. Durée, treize mois. Oncle aliéné, mort d'hémorrhagie cérébrale.

OBS. 3.—H..., trente-sept ans, forme congestive. Sorti amélioré après quelques mois de séjour à l'Asile. Tante paralytique.

Obs. 4. — H..., chauffeur. Habitudes d'ivrognerie ; s'est fait mettre à la porte de plusieurs usines. — Etat demi-stupide, délire mélancolique. Durée avant l'admission, deux ans. Décès. Séjour, huit mois. Père mort aliéné.

Obs. 5. — H..., officier en retraite, cinquante-trois ans. Constitution pléthorique ; face toujours injectée ; agitation maniaque. Durée, seize mois. Père s'est suicidé ; sœur aliénée.

Obs. 6. — L..., quarante-sept ans (octobre 1879). Premiers symptômes datant de fort longtemps : vie irrégulière, constitution pléthorique ; face toujours très-injectée. Agitation maniaque intermittente. Décès. Durée, quatorze mois. Frère séquestré dans les Asiles de la Seine ; le père s'est suicidé.

Obs. 7. — C..., trente-six ans (avril 1879). Caractère emporté. Excès de coït. Un an avant l'admission, troubles de la parole, affaiblissement musculaire. Ayant appris une mauvaise nouvelle, C... devint très-triste ; quelques jours après, agitation intense. Diagnostic : manie congestive. Décès cinq jours après. Autopsie, paralysie générale. Mère aliénée.

Obs. 8. — J..., trente-huit ans. L'invasion de la maladie date de plus de deux ans. Excès alcooliques, vie irrégulière. Agitation violente suivie d'un affaissement complet. Ulcère gangréneux à la jambe ; marasme. Décès. Durée du séjour, deux mois. Cousin germain aliéné (ramollissement cérébral).

Obs. 9. — X..., trente-sept ans. Délire hypochondriaque ; demiconscience. Décès. Durée, treize mois. Cousine germaine aliénée.

Obs. 10. — C..., trente-quatre ans. Forme hypochondriaque avec idées de suicide ; demi-conscience. Demande à venir à l'Asile, afin de ne pouvoir se pendre. Les débuts remontent à cinq ans. Marche rapide, optimisme, excitation. Décès, cinq mois après l'admission. Cousin germain aliéné (manie aiguë).

Obs. 11. — X..., entré en 1881. Habitudes alcooliques, vomissements pituitaires ayant cessé depuis deux ans. Malade depuis cinq ans: délire hypochondriaque avec période d'excitation. Est encore à l'Asile. Sœur morte à l'Asile.

Obs. 12.— S..., quarante-deux ans (janvier 1882). Buveur d'absinthe. Strabisme interne de l'œil gauche ; parésie faciale du côté gauche ; otorrhée du même côté. Démence avec optimisme. Encore à l'Asile. Frère épileptique.

Obs. 13.— G... (juillet 1879), quarante-deux ans. Célibataire. Idées de satisfaction, délire des grandeurs, démence. Durée, trois ans. Sœur paraissant atteinte de la même affection.

Obs. 14.— N..., quarante-six ans (octobre 1879). Sa maladie débute, un an avant l'admission, par une attaque qui le laisse paralysé du côté droit ; trois mois après, abcès du cou, à la suite duquel l'hémiplégie disparaît ; pendant les trois mois suivants, aucun symptôme de maladie ; accès d'agitation à l'entrée. Six mois après, meurt dans le marasme. Sœur aliénée.

Obs. 15. — P..., trente-quatre ans, célibataire. Débuts insidieux, datant de trois ans. Excès alcooliques, abus des liqueurs. Idées de persécution. Tic du côté droit de la face ; hallucinations de l'ouïe. Durée du séjour, quinze mois. Grand'mère maternelle morte aliénée.

Obs. 16. — C..., trente-deux ans, veuve. Chagrins ; pertes utérines abondantes. Entrée en août 1879. Démence avec période d'excitation, idées de suicide. Travaille quelquefois à la couture. Actuellement à l'Asile. Mère aliénée.

Obs. 17. — P..., trente-six ans, entretenue (octobre 1871). Forme hypochondriaque ; force musculaire conservée, hyperesthésie cutanée, blépharoptose complète du côté gauche. Antécédents syphilitiques probables. Traitement spécifique : la paralysie de la paupière disparaît. Aucune amélioration dans l'état mental; troubles moteurs très-accentués à la fin, alors qu'ayant conservé une certaine force de volonté, la malade essaye de réagir contre son impuissance locomotrice. A la période ultime, délire des grandeurs et des richesses. Durée du séjour, quatre ans. Gommes dans le foie. Mère aliénée.

OBS. 18. — Ls., vingt-cinq ans, célibataire, couturière. Syphilis contractée à l'âge de dix-huit ans, vie irrégulière; amaigrissement considérable. Idées d'empoisonnement, délire des persécutions, intervalles d'agitation; idées érotiques et de vengeance, mêlées à des idées de richesse. Traitement spécifique: aucune amélioration. Inégalité pupillaire transcurrente; troubles moteurs accentués, survenant lorsque la démence est avancée. Durée, neuf mois. Frère aliéné, ayant disparu de la maison paternelle; on ne sait ce qu'il est devenu.

OBS. 19. — B... cinquante-trois ans, célibataire, tailleuse (juillet 1881). Disparition des règles à quarante-deux ans, suivie immédiatement d'une céphalalgie assez intense et permanente; la voix devient aphone. Elle se trouve soulagée par des dérivatifs énergiques. Quelques mois avant l'admission, tentatives de suicide. A l'entrée, agitation maniaque, hallucinations de la vue et de l'ouïe, illusions, idées d'empoisonnement; plus tard, la malade devient calme et s'occupe. — (Octobre 1881). Les accidents paralytiques atteignent d'abord les membres inférieurs, puis les membres supérieurs. Décès par asphyxie pulmonaire. *Autopsie:* adhérences, ramollissement cortical limité, ramollissement du bulbe, qui paraît comprimé par une grande quantité de sang. Mère morte aliénée; sa fille aurait eu beaucoup à souffrir de son caractère méchant et emporté.

OBS. 20. — G..., quarante-huit ans, mariée, couturière (1881). Début datant de trois ans avant l'admission. Forme lypémaniaque; a peur d'être empoisonnée; plusieurs tentatives de suicide; troubles profonds de la motilité. Actuellement à l'Asile. Santé physique assez bonne. Mère morte d'aliénation mentale.

Hérédité névropathique sans aliénation constatée

Obs. 21.— H..., forme mixte ; intervalles d'agitation et de dépression. Durée, onze mois. Mère atteinte d'une affection nerveuse inconnue.

Obs. 22. — H..., forme lypémaniaque; idées vagues de persécution. Durée du séjour, quatre mois. Sorti amélioré. Mère, état névropathique inconnu.

Obs. 23. — C..., quarante-deux ans, mariée, sans enfants (octobre 1879). Accidents hystériques dans sa jeunesse, dysménorrhée; depuis fort longtemps, préoccupations hypochondriaques exagérées ; agitation survenant brusquement, suivie d'intervalles calmes ; exacerbation. Mère ayant eu de fréquents et violents accès d'hystérie.

———

Analysant ces 23 observations, nous trouvons :

Hérédité	chez les ascendants	vésanique	paternelle.	1
			maternelle.	6
			non désignée.	3
		névropathique	maternelle.	3
	collatérale	vésanique	frère ou sœur.	8
			germains.	2

Dans les observations 5 et 6, la vésanie paraît exister, non-seulement chez les collatéraux, mais encore chez les descendants.

Aux observations qui précèdent je crois devoir réunir les quelques cas d'hérédité congestive et d'hérédité se manifestant chez les descendants que j'ai pu recueillir. Les faits observés, quoique peu nombreux, me paraissent nécessaires ici pour conclure.

———

Hérédité congestive

OBS. 24. — H... Mère et deux frères morts d'apoplexie foudroyante. Paralysie générale à forme congestive. Décès par congestion cérébrale. Durée du séjour à l'Asile, onze mois.

OBS. 25. — H... Mère morte d'apoplexie. Excès vénériens. Délire ambitieux; attaque congestive: hémiplégie du côté droit; aphasie temporaire. Décès par congestion cérébrale. Période d'invasion, huit mois. Durée du séjour, treize jours.

OBS. 26. — H... Père mort d'apoplexie cérébrale, après avoir eu des crises épileptiformes. Douleurs rhumatismales avant et pendant le séjour à l'Asile; dédoublement du premier bruit à la pointe; œdème. Durée, vingt mois.

OBS. 27. — H... Père mort d'affection cardiaque; oncle mort d'hémorrhagie cérébrale. Excès alcooliques. Agitation maniaque, état cachectique, marche rapide. Durée, cinq mois.

OBS. 28. — H... Parents arthritiques; mère ayant fréquemment des douleurs de tête. Agitation lypémaniaque. Mort d'une affection cardiaque (?) Durée, quatorze mois.

OBS. 29. — V..., trente-deux ans. Père alcoolique, mort à quarante-neuf ans, d'une attaque d'apoplexie. Habitudes alcooliques depuis dix ans, devenant une véritable passion. Hallucinations du goût, affaiblissement de la vue; idées vagues de persécution, craintes d'empoisonnement, agitation, optimisme marqué. Durée avant l'admission, deux ans. Durée du séjour, quinze mois.

OBS. 30. — L... (1882), cinquante-deux ans. Mère morte d'hémorrhagie cérébrale; deux enfants, dont l'un mort de congestion apoplectiforme. Agitation maniaque. Décès trois mois après l'admission.

Hérédité chez les descendants

Obs. 31. — M..., quarante-huit ans, mariée, trois enfants vivants (septembre 1877). Pas d'antécédents héréditaires connus. Il y a environ dix ans, accouchement pénible ; changement notable dans le caractère, troubles nerveux (?) Dernier né demi-imbécile et instinctif, actuellement à l'Asile ; deux filles vivant irrégulièrement. Agitation hypochondriaque pendant les dix premières années ; agitation à la fin. Durée totale, quatorze ans.

Obs. 32. — Ch..., soixante-quatre ans, actuellement à l'Asile, où elle est venue pour la deuxième fois ; début remontant à quatre ou cinq ans. Demi-lucide ; troubles moteurs très-accentués. Couchée aux gâteuses depuis longtemps. Fille âgée actuellement de quarante-trois ans, ayant été amenée trois fois à l'Asile pour un délire maniaque d'origine alcoolique. Impulsions au suicide et à l'homicide.

Obs. 33. — B..., cinquante-trois ans, marié (février 1870). Kleptomanie, dipsomanie, idées de grandeurs et de richesse, caractère méchant. Actuellement à l'Asile. Deux filles ayant reçu une bonne éducation. L'aînée avait une conduite peu régulière étant demoiselle ; peu de temps après son mariage, elle quitte son mari et part avec un jeune garçon. La cadette est toujours triste ; idées hypochondriaques exagérées ; a peur de devenir folle.

Obs. 34. — M..., quarante-trois ans (1878). Tempérament nerveux ; délire ambitieux. Durée du séjour, six mois. Fille de quatorze ans aveugle et idiote.

De l'ensemble de ces observations paraissent découler les conclusions suivantes :

L'hérédité paralytique n'est pas un fait certain.

Nous ne trouvons qu'un seul cas affirmatif chez les descendants

(obs. 3), et la maladie est ici à forme congestive et s'améliore rapidement. L'hérédité congestive ne serait-elle pas la véritable ?

Deux cas d'hérédité collatérale qui laissent quelques doutes (obs. 8
et 13).

La paralysie générale est probablement plus fréquente dans les familles d'aliénés qu'ailleurs. Ne faudrait-il pas invoquer ici l'influence,
soit des difficultés qui naissent dans une famille, lorsque l'aliénation
mentale vient frapper un de ses membres, soit des tendances morbides
transmises aux enfants, tendances qui les portent plus que d'autres
à commettre des excès de tout genre (obs. 4, 6, 7, 8, 11, 12, 15, 16, 17,
18, 19) ?

La durée de la maladie, chez les paralytiques héréditaires, ne présente
rien de particulier. Sur 27 cas d'hérédité non congestive, nous trouvons
2 guéris après un court séjour, une durée inconnue; 5 encore actuellement à l'Asile depuis environ une moyenne de deux ans et demi. La
durée moyenne des 19 décédés est de quatorze mois.

La période pendant laquelle les malades sont restés hors de l'Asile,
alors que déjà quelques symptômes de paralysie s'étaient montrés,
paraît assez longue (obs. 15, 19, 20, 31).

Le délire paraît revêtir de préférence, chez les paralytiques héréditaires, la forme lypémaniaque ; nous ne trouvons des idées de grandeur
et de richesses, de l'optimisme, que dans deux cas. Partout ailleurs ce
sont les idées tristes, idées de vengeance, d'empoisonnement, hallucinations, stupeur, qui prédominent.

L'hérédité congestive paraît toute-puissante. La maladie garde alors
chez les héréditaires sa forme première; elle est de courte durée :
moyenne, 1 an. Le décès arrive par suite d'accidents congestifs: sur
7 cas, 3 décès par congestion cérébrale, 2 par affection cardiaque.

Quoique nous n'ayons pu trouver que dans sept cas l'hérédité congestive, nous sommes convaincu de sa fréquence. Si les renseignements
étaient mieux pris, non-seulement sur les grands troubles que peut
amener la prédisposition aux congestions, mais encore sur les troubles de moindre importance, tels que céphalalgie, pesanteur de tête,

tendance aux hémorrhagies, etc., chez les ascendants, on en rencon-
trerait de nombreux cas. Il en résulte que la prédisposition au délire
n'est que la prédisposition fluxionnaire dans l'organe dont l'état maladif engendre le délire; et nous conclurons, avec M. Lionnet, que les
héréditaires appartenant au groupe congestif sont des cérébraux avant
d'être des aliénés.

SYPHILIS

« Il est essentiel, dit M. Foville (1), en présence d'un malade présentant les symptômes de la paralysie générale, de rechercher avec soin
s'il n'a pas des antécédents syphilitiques, et, dans ce cas, d'instituer
un traitement spécifique. » Dans les observations que j'ai pu consulter,
la syphilis n'est signalée que 27 fois ; dans huit cas, les excès alcooliques venaient ajouter leur action à celle de la syphilis.

Le reproche que M. Fournier (syphilis du cerveau) adresse aux
aliénistes est aussi mérité à Marseille qu'ailleurs, et, ainsi qu'il le dit,
« la syphilis figure d'une manière banale dans l'énumération des
causes de la paralysie générale ; elle n'y est citée que vaguement et,
pour ainsi dire, par acquit de conscience. »

M. Hildembrand, qui attribuait une grande importance à la syphilis,
dans la pathogénie de la paralysie générale, a étudié cette question
avec plus de soin pendant les quatre ans qu'il a passés à Marseille.
Dans son service, toutes les paralytiques arrivant à un âge peu avancé,
toutes celles dont les antécédents étaient douteux, furent soumises à
un traitement spécifique. Malheureusement, les observations qui nous

(1) *Annales médico-psych.*, 1879.

restent de cette époque sont trop peu nombreuses pour faire connaître le résultat de ses recherches ; il signale pourtant, en 1875, un cas de guérison.

M. Cullère, qui prit le service peu de temps après, nous dit, dans son *Rapport médical* de 1879 :

« Plusieurs auteurs allemands ont fait de la syphilis la cause unique exclusive, de la maladie qui nous occupe.

» D'autres, moins exagérés, ont cependant vu dans cette maladie une cause puissante de paralysie générale ; on a même créé la classe des paralysies générales syphilitiques.

» La question n'est pas résolue ; seulement, nous pensons que l'encéphalopathie syphilitique peut, dans quelques cas, présenter une grande partie des symptômes de la paralysie générale, tout en restant bien distincte.

» Si la syphilis cause la paralysie générale véritable, ce ne peut être que d'une manière tout à fait indirecte, en mettant l'organisme dan, un état de débilitation favorable à l'éclosion de la maladie. J'ajouterai, ce qui a bien son importance dans la question, que les paralytiques actuellement à l'Asile, soupçonnées de syphilis, ont été soumises autrefois au traitement spécifique et qu'elles semblent n'en avoir retiré aucun avantage. »

Voici le résumé de 18 observations dans lesquelles la syphilis est indiquée.

OBS. 1re. — Pr..., trente ans, célibataire (juin 1871). Sur le front, le cou et les épaules, taches bronzées arrondies, présentant au centre un point croûteux et furfuracé. Renseignements pris, la malade a contracté la syphilis. Chez elle, l'élément mélancolique (mauvaise humeur, rancunière) se lie à l'exaltation passionnée du moral, à l'élément maniaque. Ces deux éléments sont confondus sans jamais se séparer, et persistent ainsi pendant toute la durée de la maladie. Troubles moteurs peu accentués (traitement spécifique). Les taches disparaissent, mais l'état mental n'est pas amendé. En 1874, marasme ;

décès. *Autopsie :* ramollissement cortical, un peu de pachyméningite, tumeurs gommeuses de la rate.

OBS. 2. — P..., vingt-trois ans (novembre 1873), fille publique. Cachectique, amnésie, langage incompréhensible. Traitement spécifique. Etat stationnaire. Sortie en août 1876.

OBS. 3.— S..., vingt-cinq ans, lingère. Constitution débile, chute des cheveux, état cachectique, démence avancée. (Traitement spécifique.) Pas d'amélioration. Décès le 24 février 1875.

OBS. 4. — L .., trente ans, entretenue. Début inconnu ; traces de syphilis, excès de boissons; caractère réclameur, récriminant sans cesse. — (Décembre) troubles moteurs très-accentués, survenant brusquement; déviation de la langue à gauche, oscillations rapides du globe oculaire à droite et à gauche: la malade prétend que la vue s'affaiblit. En même temps, modification de l'état mental : elle devient triste et soumise. (Traitement spécifique.) Amélioration de la motilité, en même temps que la forme première du délire reparaît. Résultat nul. (Note de l'observation.)

OBS. 5. — C .., quarante-trois ans, fille entretenue. Syphilis, mélancolie expansive. (Traitement spécifique.) Durée, un an et demi. Pas d'autre renseignement.

OBS. 6. — P..., trente-trois ans, domestique. Antécédents syphilitiques, constitution faible, état dépressif, attaques épileptiformes disparaissant sous l'influence du traitement spécifique, rémission dans l'état mental. La malade se plaint d'avoir des étourdissements. Le traitement est suspendu. Les crises reparaissent et cessent de nouveau dès que le traitement est repris. Durée, neuf mois. Décès par congestion cérébrale. Autopsie: adhérences et ramollissement cortical (aucune lésion syphilitique n'est mentionnée).

OBS. 7. — A..., vingt-cinq ans, célibataire, cuisinière. Syphilis contractée à l'âge de dix-huit ans; vie irrégulière, amaigrissement considérable, idées d'empoisonnement, délire des persécutions, agi-

tation, propos érotiques, idées de vengeance se mêlant à des idées
de richesse, inégalité pupillaire transcurrente. Traitement mal pris
par la malade : aucune amélioration.

Obs. 8. — Ch..., vingt-six ans, fille publique. Antécédents syphilitiques ; s'est accouchée d'un enfant mort peu de jours après. Hallucinations de la vue et de l'ouïe : voit presque constamment le diable. État
stationnaire.

Obs. 9. — B..., gendarme à pied (avril 1877). Optimisme ; délire des
grandeurs et des richesses. Ce malade avait des vertiges au moment
des revues; il devait alors, malgré lui, regarder par terre, où il aper-
cevait des objets lumineux qui dansaient devant lui ; il entendait en
même temps des bruits extraordinaires qu'il ne peut définir. Nombreuses traces de syphilis. (Traitement spécifique.) Pas d'amélioration.
Transféré le 2 juin 1879.

Obs. 10. — P..., trente-trois ans (février 1880). Syphilis constitution-
nelle, début datant de deux mois; vive céphalalgie, préoccupations
érotiques, rapprochements sexuels plus fréquents; agitation à l'entrée.
(Traitement spécifique.) Vésicatoire à la nuque. Sorti amélioré. Durée
du séjour, trois mois.

Obs. 11. — P..., quarante-deux ans (avril 1877). Laryngite syphilitique, céphalalgie au début, délire ambitieux, amnésie des faits ré-
cents. Troubles musculaires peu marqués. (Traitement spécifique.)
Décès, août 1877.

Obs. 12. — V..., quarante-deux ans (août 1878). Syphilis, troubles
moteurs accusés, optimisme. (Traitement spécifique.) Sorti amélioré
en janvier 1879.

Obs. 13. — Ch..., trente-quatre ans (mars 1882). Le début de la maladie paraît remonter à sept ans ; syphilis contractée pendant cette période : il en existe encore des traces ; esprit remuant et peu pratique,
projets extravagants. Crise franchement aiguë à l'entrée, délire méga-
lomaniaque : il est l'alpha et l'oméga, le grand tout, le zéro sur zéro,

c'est-à-dire l'infini. Cette crise passée, les troubles de la motilité s'accentuent, et le délire revêt la forme lypémaniaque ; il demande alors que sa syphilis soit traitée. Conscience presque complète, idées hypochondriaques mêlées à de grands projets d'avenir. Sorti très-amélioré en novembre 1882.

———

Nous ne croyons pas que les observations précédentes nous permettent d'attribuer une grande importance étiologique à la syphilis. La seule chose que nous puissions constater, c'est que la forme lypémaniaque se rencontre chez presque tous les syphilitiques ; quant aux symptômes physiques, rien de particulier.

ALCOOLISME

Frappé de la marche ascendante de la paralysie générale à Marseille, M. Sauze, dans un Mémoire publié en 1881, en recherche les causes. Il voit tout d'abord les progrès de cette maladie suivre une ligne parallèle avec les progrès si considérables qu'a faits, de notre temps, la consommation de l'alcool.

« Ce ne sont pas seulement les ivrognes qui font excès de boissons alcooliques. Bien des personnes qui ne se sont d'ailleurs jamais enivrées sont dans le même cas. Aujourd'hui, il est malheureusement dans nos habitudes, par la fréquentation des cercles et des cafés, de boire à tout instant de la journée. La vie extérieure a remplacé en grande partie, même pour l'homme marié qui vit en famille, et dont la conduite est en tout point parfaitement régulière encore, la vie intérieure. Sans parler de la quantité d'alcool, relativement considérable, contenue dans le vin que l'on prend à ses repas, on absorbe encore dans la journée une certaine dose de liqueurs fermentées. Eh bien ! à la longue, chez les individus qui passent pour ne pas faire d'excès,

7

qui en effet ne se sont jamais enivrés, des quantités d'alcool finissent par s'emmagasiner. Que sera-ce pour ceux qui, moins réglés dans leur manière de vivre, n'ayant pas de famille ni d'intérieur, continuent à boire pendant une partie de la nuit? On peut le dire sans crainte d'être démenti, notre siècle est le siècle de l'alcool. »

Après avoir établi la coïncidence de l'augmentation de la paralysie générale avec l'augmentation de la consommation de l'alcool, l'auteur démontre qu'il y a une relation de cause à effet entre ces deux faits. Il est tellement convaincu de l'influence de l'excès des boissons alcooliques sur la production de la folie paralytique, que, dans la plupart des cas, il rejette la distinction pathologique qu'on a établie entre l'alcoolisme et la paralysie générale.

Le travail de M. Sauze nous autorise à nous en tenir aux chiffres et aux faits.

Dans les 200 observations (120 hommes, 80 femmes) qui nous ont fourni nos renseignements étiologiques, nous trouvons l'alcoolisme indiqué 46 fois chez les hommes et 31 fois chez les femmes. Si à ces 77 cas nous ajoutons ceux où il est fait mention d'excès de tout genre, parmi lesquels les excès alcooliques doivent tenir une large place, nous arrivons à des chiffres vraiment éloquents : 58 cas d'alcoolisme chez les hommes et 45 chez les femmes, lesquels réunis donnent, comparativement au nombre des cas observés, la proportion de $^1/_2$.

Cette proportion ne peut être une simple coïncidence; du reste, les dernières recherches scientifiques prouvent que l'alcool a une action toxique directe sur le cerveau.

S'ensuit-il que l'alcoolisme, à lui seul, engendre la paralysie générale? Malgré ce qui précède, nous ne croyons pas la chose absolument démontrée. Cette manière de voir découle précisément des faits allégués par les plus chauds partisans de la pathogénie alcoolique. Si grand, en effet, que soit le nombre des paralytiques, il n'est pas à comparer avec le nombre des alcooliques, et l'alcoolisme devrait se manifester d'une façon bien plus éclatante si, comme le dit Legrand du Saulle, « les personnes qui prennent chaque jour une dose exagérée d'alcool, mais insuffisante pour déterminer l'ivresse, sont plus exposées à la folie alcoolique et à la paralysie générale que les individus qui s'enivrent de temps en temps, mais qui restent sobres dans l'intervalle de leurs excès »; or, ceux-là, qui pourrait les compter ?

Voici 33 cas qui peuvent nous fournir quelques renseignements sur la forme et la durée de la paralysie générale chez les alcooliques.

1866. — D..., excès de boisson. Délire lypémaniaque; hallucinations terrifiantes. Décès par congestion cérébrale. Durée, sept mois.

1869. — B..., excès alcooliques. Perte de la mémoire, arrivant progressivement; délire hypochondriaque. Époque de l'invasion, trois ans avant l'entrée. Durée, deux mois et demi.

1873. — B..., quarante-sept ans, alcoolisme chronique. Démence tranquille, athérome. Durée, huit ans.

1876. — C..., quarante-deux ans, excès alcooliques. Délire lypémaniaque; plusieurs tentatives de suicide; hallucinations pénibles de la vue.

P..., soixante-deux ans, excès alcooliques. Début long, délire hypochondriaque; refus d'aliments. Décès. Durée, un mois et demi.

1878. — Æ..., alcoolisme chronique. Etat congestif. Décès par cirrhose hépatique. Durée, six mois et demi.

G..., quarante-deux ans, abus de l'absinthe. Délire hypochondriaque; idées de persécution, d'empoisonnement. Décès. Durée, dix-huit jours.

1879..., G..., quarante ans, abus de vermouth, bitter, etc. Excitation, au début; tranquille, conscient. Sort amélioré. Durée, sept mois.

I..., trente-huit ans, excès alcooliques. Agitation maniaque. Décès. Durée, deux mois.

E..., quarante-cinq ans, excès alcooliques. Subagitation hypochondriaque. Sorti amélioré. Durée du séjour, deux mois.

T..., vingt-sept ans, excès alcooliques. Tendance à l'excitation. Décès par congestion cérébrale. Durée, quinze jours.

E..., quarante-cinq ans. Subagitation hypochondriaque. Sorti amélioré. Durée du séjour, deux mois.

J..., trente-huit ans. Agitation maniaque, accidents congestifs, préoccupations vaniteuses et hypochondriaques, hallucinations de l'ouïe-Transféré.

C..., trente-sept ans. Démence avec idées de satisfaction. Sorti sans amélioration. Durée, trois mois.

1880. — E..., cinquante-sept ans, habitudes d'ivrognerie. Phénomènes congestifs, idées vagues de persécution. Durée, dix-neuf jours.

G..., soixante-deux ans, excès de boisson. Idées érotiques, tendance au suicide. Sorti amélioré. Durée, deux mois.

1881. — G..., quarante-quatre ans, excès alcooliques. Agitation maniaque intense, face vultueuse, délire expansif, hématome des deux oreilles. Actuellement à l'Asile, *tranquille*.

R..., quarante-quatre ans, excès de boisson, amenant un accès d'agitation ambitieuse. Rémission après quelques mois.

M..., trente-huit ans, excès de vin. Sorti amélioré, deux mois après.

R..., vingt-deux ans, excès d'absinthe. Mouvements impulsifs, agitation lypémaniaque, attaques épileptiformes. Décès. Durée, trois mois.

G..., cinquante-deux ans, alcoolisme chronique. Démence avec excitation, symptômes d'ataxie locomotrice, amblyopie double. Décès. Durée, deux mois.

G..., quarante-huit ans, excès alcooliques. Agitation maniaque à l'entrée, délire hypochondriaque, hallucinations de la vue, de l'ouïe ; néologismes. Sort amélioré. Durée, deux mois.

W..., quarante-trois ans, alcoolisme chronique. Ictère dix jours après l'entrée ; agitation extrême suivie de coma, ne disparaissant que sous l'influence d'une médication alcoolique. Sorti amélioré, après six mois de séjour.

R..., cinquante ans, habitudes alcooliques, usage journalier et immodéré de l'absinthe. Agitation maniaque, troubles moteurs très-accentués. Décès. Durée, cinq mois.

N..., soixante-deux ans, excès de boisson. Excitation maniaque, tendances congestives. Décès. Durée, deux mois.

Ch..., vingt-deux ans, excès de boissons. Excitation maniaque, désordre des actes, motilité, profondément atteinte. Durée, vingt-six jours.

S. T..., excès alcooliques. A la suite de libations trop copieuses, agitation maniaque, hallucinations intenses. Décès. Durée, trois mois. Autopsie : adhérences.

T..., quarante ans, excès alcooliques. Agitation suivie d'un délire hypochondriaque. Sorti amélioré.

B..., vingt-neuf ans, alcoolisme chronique. Agitation.

1882. — B..., excès de boisson, subagitation maniaque. Décès. Durée, un mois.

B..., quarante-cinq ans (1ʳᵉ admission en 1871). Abus des liqueurs. Délire hypochondriaque, accidents congestifs. Décès. Durée, un mois et demi.

C..., cinquante-deux ans (1ʳᵉ admission en 1870). Plusieurs récidives. Alcoolisme. Délire lypémaniaque, hallucinations. Actuellement à l'Asile.

P..., trente-six ans (1ʳᵉ admission en 1875). Plusieurs récidives. Excès alcooliques. Conscience, idées tristes mêlées à des idées d'optimisme. Actuellement à l'Asile.

B .., vingt-huit ans. Absinthisme. Délire hypochondriaque: se voit poursuivi par des mouches brillantes, aperçoit dans le ciel des tourbillons qui ressemblent à des roues blanches en certains points, noires en d'autres.

Relativement à l'âge, les observations qui précèdent n'indiquent rien de bien saillant; remarquons cependant que deux malades n'ont que vingt-deux ans.

Les manifestations délirantes ont quelque chose de particulier : le délire revêt la forme lypémaniaque ou hypochondriaque; deux fois nous rencontrons des idées de persécution, une fois des idées de suicide. Dans 7 cas, les malades ont des hallucinations, le plus souvent pénibles. 12 fois c'est le délire maniaque qui existe à l'entrée; mais alors il est accompagné de phénomènes congestifs, amenant rapidement la mort, ou disparaissant bientôt pour faire place à une prompte rémission.

Parmi les 33 malades cités, 3 sont encore à l'Asile en état de rémission, 18 sont morts, presque tous à bref délai ; 8 sont sortis améliorés après quelques mois de traitement.

La durée de la maladie est des plus variables. Quatre fois elle est de moins d'un mois, et onze fois de un mois à trois mois ; d'un autre côté, elle est de huit ans chez un malade, de dix ans chez un autre. Nous voyons à l'Asile, dans un état physique des plus satisfaisants, deux paralytiques dont les premiers symptômes se sont manifestés chez l'un en 1875, chez l'autre en 1870.

Ces résultats ne concordent pas exactement avec ceux qu'on a obtenus chez les paralytiques où l'alcool ne joue aucun rôle étiologique. Chez eux, on voit moins souvent ces accès maniaques se terminant par un brusque décès ou une prompte rémission ; les hallucinations, surtout les hallucinations pénibles, ont même été niées par quelques auteurs. Voit-on chez eux ces périodes prodromiques à longue échéance, pendant lesquelles la paralysie est inconnue, alors même que parfois le malade est amené à l'Asile, d'où il sort à bref délai réputé guéri d'une manie alcoolique ou congestive ? Oui, on peut le voir quelquefois ; mais c'est alors dans la forme congestive acquise et plus souvent héréditaire, dont l'alcool est un agent si puissant.

Ceci admis, si nous ne considérons pas l'alcool comme l'agent exclusif de la paralysie générale, nous reconnaissons, avec M. Sauze, que les excès alcooliques sont un des facteurs les plus puissants qui concourent à la production de la folie paralytique.

Nous ne chercherons pas à expliquer comment la même cause peut produire les effets variés dont nous avons parlé. Tout le monde sait que le même agent toxique, selon qu'il est ingéré à petite dose, mais pendant longtemps, ou à doses plus élevées, mais pendant une période de temps plus courte, s'installera sournoisement, et alors ses effets n'en seront que plus certains ; ou bien manifestera bruyamment sa présence, et alors il sera plus facile à combattre.

AFFECTIONS DU SYSTÈME CIRCULATOIRE

On s'occupe trop peu de l'état du système circulatoire, chez les paralytiques. Nous ne trouvons dans notre statistique étiologique que neuf cas de paralysie avec affection cardiaque. Or, si nous considérons que, parmi les causes pathogéniques de la cirrhose hépatique, les principales sont précisément celles à qui une grande influence est attribuée dans la production de la paralysie, —alcoolisme, syphilis,— pourquoi ne pas admettre que les troubles circulatoires peuvent aussi amener la périencéphalite ? Nous posons cette question sans la traiter; nous ferons cependant observer que, dans les cas d'alcoolisme cités (Œ...., année 1878), nous voyons la paralysie générale évoluer en même temps que la cirrhose hépatique.

L'athérome n'a été signalé que six fois. N'a-t-il pas existé plus souvent ? Nous nous garderions bien de l'affirmer. Si l'idée que nous nous faisons de la paralysie générale chez les vieillards, chez les alcooliques chroniques, était vraie, nous supposerions au contraire que, chez eux, l'athérome joue un certain rôle. Que de fois, du reste, n'avons-nous pas vu à l'autopsie des artères athéromateuses, alors que l'observation du malade n'en faisait pas mention.

Nous rencontrons souvent, chez les malades désignés plus haut, des cas de démence survenant après un court accès d'agitation ou d'emblée. Leur vie s'écoule ensuite sans délire bien marqué ; chez eux, les troubles de l'intelligence se manifestent plutôt par l'affaissement progressif de la mémoire, de l'attention et de la volonté. Les troubles moteurs, quoique ayant une marche progressive, revêtent parfois, dans un groupe de muscles donnés, une véritable forme paralytique, alors que d'autres groupes ne sont atteints que de parésie plus ou moins accentuée. Ces cas de démence paralytique ne seraient-ils pas dus le plus souvent à une véritable artérite cérébrale?

Nous rappellerons ici le travail de M. Cullère (*de la Démence para-lytique dans ses rapports avec l'athérome artériel et le ramollissement jaune*) (1), parce que l'observation VIII a été prise à Marseille.

Il s'agit d'une femme âgée de soixante ans, atteinte de démence avec affaiblissement prononcé des facultés intellectuelles et quelques symptômes de paralysie générale. — Nombreuses attaques congestives antérieures à l'observation. — Décès par suite d'engorgement bronchique. — *Autopsie*. Athérome du tronc basilaire et des deux artères cérébrales postérieures. Adhérences corticales, granulations épendymaires. Foyers de ramollissement.

Voici une observation qui se rapproche de la précédente :

R..., trente ans, célibataire, entre à l'Asile le 28 mai 1859. — Diagnostic : manie. Nous retrouvons cette femme, sur laquelle nous avons fort peu de renseignements, sur les registres en 1867. Diagnostic à cette époque : manie chronique, démence consécutive. Son observation médicale ne commence qu'au 13 janvier 1880, quelques jours avant son décès. Nous la reproduisons en entier :

Affaiblissement, toux, crachats épais; pas de fièvre, se plaint d'avoir froid. On l'a trouvée ce matin sans connaissance dans la cour, avec un peu d'écume aux lèvres.

14 janvier. — Très-affaiblie. Aucune réaction; quelques râles dans la poitrine. La malade est incapable de nous répondre. Elle marmotte en patois quelques incohérences. Pneumonie (?)

15 janvier. — Les deux pupilles sont très-peu contractiles; la gauche est plus dilatée. La malade remue un peu les membres quand on la pique. La tête semble avoir quelque tendance à verser à droite, sans déviation des yeux. Pouls lent, régulier. Décédée à 6 heures du soir.

Autopsie, 38 heures après la mort :

Méninges pâles, transparentes. Gros vaisseaux sains; subdivisions artérielles, présentant quelques points d'athérome.

Hémisphère droit : ramollissement superficiel sans changement de

(1) *Ann. médical psych.*, 1882.

couleur notable: 1° des trois circonvolutions temporales; 2° de la partie antérieure des 2ᵉ et 3ᵉ frontales, au point où elles se replient pour former le lobe orbitaire.

Hémisphère gauche: partie antérieure de la 2ᵉ frontale et extrémité antérieure du lobe frontal ramollies superficiellement sans changement de coloration.

Les circonvolutions sont d'une coloration très-inégale; les unes rosées, les autres pâles tirant sur le vert.

La surface ventriculaire des deux corps striés présente à sa partie moyenne deux plaques jaunes, à peu près symétriquement placées et de la largeur d'une pièce de 50 centimes. Couleur jaune sale, traversée de traînées cicatricielles blanchâtres (anciens foyers de ramollissement).

Entre la queue du noyau caudé du corps strié gauche et la couche optique se trouve un foyer vertical, latéralement aplati, de même dimension à peu près que les précédents.

Deux petites tumeurs jaunes, de la grosseur d'un pois, sont situées, l'une à la partie moyenne, l'autre à la partie antérieure de la circonvolution calloso-marginale gauche.

Ce serait le lieu de nous occuper des cas où la congestion cérébrale est donnée comme cause; nous en parlerons plus loin, lorsque nous donnerons des observations de paralysie générale à forme congestive.

Nous rapprochons de ce paragraphe les quatre cas de paralysie générale survenus après d'abondantes pertes de sang, deux cas de métrorrhagie abondante, un cas d'épistaxis ayant amené une anémie profonde, et le cas de cette femme qui, après de nombreuses saignées, fut sujette pendant quelque temps à des vertiges, jusqu'à ce qu'éclatât un accès maniaque suivi de démence paralytique. Ici encore, les troubles de nutrition cérébrale peuvent avoir joué un rôle pathogénique.

Si nous exceptons peut-être l'alcoolisme, nous ne croyons pas que chacune des causes énumérées ou étudiées dans les paragraphes précédents puisse isolément être considérée comme ayant une valeur pathogénique indubitable. Mais le concours de plusieurs de ces forces, soit

8

potentielles ou transmises par l'hérédité, soit morbides ou acquises, soit morales ou hygiéniques, c'est-à-dire provenant des milieux dans lesquels nous vivons et qui nous affectent, comme sensations ou comme sentiments, peut produire une résultante éminemment apte à engendrer la paralysie. Cette maladie, en effet, semble être le triste apanage de ceux qui vivent en dehors des conditions normales, soit morales, soit physiques; de ceux qui oublient que, si l'homme doit user de toutes ses facultés, il ne lui est permis d'abuser d'aucune. Pour nous, la véritable cause étiologique, le grand facteur de la paralysie générale, c'est la vie anormale.

La statistique nous paraît peu propre à nous donner une idée vraie de la chose. Les chiffres ne nous représentent que sous des couleurs trop pâles ce grand tableau où l'on voit l'humanité se débattre dans un horizon trop borné pour ses aspirations, où chacun cherche à se procurer le summum des jouissances intellectuelles, morales et sensorielles, auxquelles il croit avoir droit, ne craignant point d'user ses forces trop faibles à cette grande lutte. La vie à outrance, voilà ce qui, plus encore que l'alcoolisme, est la caractéristique de notre siècle. Quand avait-on vu régner dans les masses une aussi grande activité cérébrale? « Le règne du muscle est fini, dit Clifford, celui du cerveau commence. » Dans ce grand combat de la vie, que de victimes! L'espérance avait ouvert la carrière à ces intrépides lutteurs; mais le but à atteindre s'éloigne toujours, et voilà qu'ils s'arrêtent en route brisés, anéantis par la misère physique et plus encore par la misère morale. C'est alors que l'alcoolisme, les plaisirs faciles, les excès de toutes sortes, viennent achever de détruire ces cerveaux surmenés; c'est alors que la paralysie vient réclamer sa proie.

Lisez l'histoire des paralytiques ; ce sont toujours les mêmes espérances, les mêmes luttes, les mêmes déceptions, les mêmes abus, dans lesquels ils cherchent l'excitant factice quand arrive la défaillance, l'oubli quand ils sont vaincus.

Ceci est surtout manifeste chez la femme. M. Cullère, en arrivant à l'Asile de Marseille, avait été frappé de la quantité de femmes ou de filles déclassées qu'il trouvait parmi les paralytiques, et il avait recherche, dans les archives cliniques, si ce fait n'était qu'une simple coïncidence ou si l'observation du passé confirmait celle du présent. Il recueille 66 observations, parmi lesquelles 39 contiennent des renseignements étiologiques, tous plus ou moins complets.

A mon tour, consultant les observations prises depuis que M. Cullère a publié son travail, j'en ai trouvé 31 qui m'ont fourni des renseignements.

C'est le résultat de ces doubles recherches que je vais exposer :

A. — Célibataires.

1	Sans profession	33 ans	Prostitution, excès de tout genre.
2	Lingère.	25 »	Mauvaise conduite, id.
3	Fille publique	30 »	Prostitution et excès.
4	Domestique	25 »	Prostitution clandestine, syphilis.
5	Domestique.	31 »	Excès alcooliq.; sort de la prison.
6	Profession inconnue.	38 »	Inconduite, excès de tout genre.
7	Fille entretenue.	45 »	Excès de tout genre.
8	Profession inconnue.	51 »	Inconduite.
9	Couturière entretenue	30 »	Excès probables.
10	Profession inconnue.	42 »	Inconduite.
11	Fille publique	33 »	Excès de tout genre.
12	Fille entretenue.	30 »	Excès alcooliques.
13	Fille entretenue.	25 »	Excès de tout genre, syphilis.
14	Fille entretenue.	29 »	Excès de tout genre.
15	Profession inconnue.	35 »	Prostitut., excès de tout genre.
16	Profession inconnue.	30 »	Inconduite.
17	Fille entretenue.	41 »	Excès alcooliques.
18	Profession inconnue.	34 »	Prostitution clandestine.
19	Profession inconnue.	37 »	Prostitution, excès de tout genre.
20	Lingère.	42 »	Vie déréglée, hérédité.
21	Fille entretenue.	36 »	Excès de tout genre.
22	Fille soumise.	31 »	Excès de tout genre.
23	Fille soumise.	28 »	Alcoolisme, excès de tout genre.
24	Sans profession.	40 »	Alcoolisme.
25	Sans profession.	37 »	Vie irrégulière.

26	Sans profession............	44	ans	Vie irrégulière.
27	Cuisinière................	52	»	Alcoolisme.
28	Id.	32	»	Excès de liqueurs alcooliques.
29	Inconnue.................	45	»	Vie accidentée.
30	Entretenue...............	33	»	Vie irrégulière.
31	Sans profession...........	35	»	Vie irrégulière.
32	Entretenue..............	36	»	Vie irrégulière, langage ordurier.
33	Repasseuse..............	56	»	Congestion cérébrale.
34	Sans profession...........	32	»	Vie irrégulière, alcoolisme.
35	Fille soumise.............	25	»	Débauche, alcoolisme.

B. — Mariées

36	Journalière..............	48	ans	Excès alcooliques.
37	Profession inconnue........	31	»	Inconduite, sort de prison.
38	Journalière	45	»	Excès alcooliques.
39	Cultivatrice	45	»	Excès alcooliques, chagrins, misère.
40	Femme de chambre........	35	»	Excès alcooliques.
41	Femme entretenue........	46	»	Excès.
42	Cuisinière..............	38	»	Excès alcooliques.
43	Sans profession...........	47	»	Excès alcooliques.
44	Sans profession...........	39	»	Excès de tout genre et surtout alcooliques.
45	Sans profession...........	38	»	Excès vénériens et alcooliques (absinthe).
46	Domestique..............	44	»	Excès alcooliques (absinthe, vin blanc).
47	Sans profession...........	48	»	Excès alcooliques.
48	Ouvrière................	46	»	Ménopause.
49	Id.	42	»	Dysménorrhée.
50	Ménagère................	41	»	Alcoolisme.
51	Sans profession...........	35	»	Chagrins, abandon du mari.
52	Id.	46	»	Chagrins de ménage.
53	Id.	44	»	Alcoolisme.
54	Id.	43	»	Émotion vive.
55	Artiste........	40	»	Excès de tout genre.
56	Sans profession.......... .	53	»	Excès de boissons, liqueurs.
57	Id.	51	»	Alcoolisme probable.

C. — Veuves

58	Liquoriste	45 ans	Débauche, excès alcooliques.
59	Couturière	37 »	Abus vénériens, vie très-déréglée.
60	Sans profession	32 »	Insolation, allaitement, hérédité.
61	Marchande	55 »	Chagrins, syphilis.
62	Ménagère	57 »	Chagrins, vie accidentée.
63	Id.	42 »	Excès alcooliques, ménopause.
64	Couturière	48 »	Hérédité.
65	Journalière	40 »	Alcoolisme, excès vénériens.
66	Somnambule	56 »	Alcoolisme.
67	Sans profession	46 »	Excès de tout genre.
68	Propriétaire	42 »	Excès de boisson.

D. — État civil

69	Inconnue	» »	Inconduite.
70	Id.	35 »	Vie irrégulière.

Ce qui frappe tout d'abord dans cette statistique c'est le grand nombre de célibataires et de veuves, — 46, — alors que nous n'y trouvons que 22 femmes mariées.

Les causes ayant amené l'affection se classent ainsi :

CÉLIBATAIRES......... 35
- Excès alcooliques signalés exclusivement. 6
- Excès de tout genre, vie irrégulière. 28
- Autres causes. 1

MARIÉES............. 22
- Alcoolisme signalé exclusivement. 14
- Excès de tout genre. 3
- Autres causes. 5

VEUVES............. 11
- Excès alcooliques signalés exclusivement. 4
- Excès de tout genre. 3
- Autres causes. 4

ÉTAT CIVIL Inconnu, 2. Inconduite.

Pour ne pas nous écarter de la vérité, nous devons ajouter que la

'plupart des observations ne contenant pas de renseignements étiologiques appartiennent à des femmes mariées.

Elles se répartissent ainsi :

> Célibataires, 10.
>
> Mariées, 27.
>
> Veuves, 6.
>
> État civil inconnu, 2.

M. Cullère démontre le peu de valeur de la plupart des causes auxquelles les auteurs attribuent l'éclosion de la paralysie générale, et
il ajoute : « Que reste-t-il donc ? Il reste les suites d'une vie déréglée,
» d'une mauvaise hygiène physique et morale, l'abus des veilles, des
» liqueurs alcooliques, des plaisirs vénériens ; il reste ce qu'on peut
» appeler d'un mot : l'abus de la vie. »

» C'est pourquoi la paralysie générale est une maladie qu'on ob-
» serve surtout dans les grandes villes.

» Voilà aussi pourquoi elle est beaucoup moins fréquente chez la
» femme que chez l'homme. »

Voilà pourquoi, ajouterons-nous, elle est si fréquente à Marseille.

CHAPITRE III

Nous n'avons pas la prétention de faire ici une étude clinique de la paralysie générale ; nous allons seulement signaler les quelques données intéressantes que renferment les *Archives médicales de l'Asile St-Pierre,* et qui peuvent servir à l'histoire clinique de la maladie qui nous occupe.

Dans un premier article, nous étudierons les manifestations du début et la durée de la maladie avant l'admission à l'Asile. Dans un deuxième, nous énumérerons les principales formes de la paralysie générale, les principaux symptômes observés, l'action de quelques maladies incidentes sur la marche de la paralysie. Dans un troisième, nous nous occuperons des rémissions et des décès. Enfin, dans un dernier article, nous parlerons du traitement.

Article premier
LES PARALYTIQUES AVANT LEUR ADMISSION A L'ASILE

Lorsqu'un paralytique entre à l'Asile, il est bien difficile, dans la plupart des cas, d'avoir des renseignements exacts sur les premiers débuts de sa maladie, soit que le malade nous arrive du dehors, soit que les parents, lorsqu'on peut les interroger, n'aient pas été à même d'observer parfaitement les faits que l'on voudrait connaître.

D'après les notes que nous avons consultées, voici quelle aurait été

la durée de la maladie, avant l'admission à l'Asile, chez 316 paralytiques :

Un mois et au-dessous 15
D'un mois à trois mois 36
De trois mois à six mois 42
De six mois à un an 82
D'un an à deux ans 105
Deux ans et au-dessus 36

Nous voyons, par les chiffres qui précèdent, que la durée moyenne
de la période prodromique est environ de dix-huit mois. Il serait peu
raisonnable de vouloir poser ceci comme règle. Que de débuts obscurs
qui datent d'une période indéterminée et souvent fort éloignée ! Dans
certaines formes de la maladie, l'ensemble des symptômes caractéristi-
ques ne se montre souvent que fort tard, et le malade a pu quelquefois
être observé par un spécialiste sans que celui-ci soupçonnât, ou du
moins diagnostiquât, la paralysie générale. Que de fois on a diagnosti-
que une manie aiguë, une manie congestive, un délire alcoolique, alors
qu'on se trouvait en présence d'une paralysie générale !

Nous avons déjà vu de nombreux exemples de paralytiques n'arrivant à l'Asile qu'à une époque très-éloignée des premiers débuts. En
voici encore deux :

Ail... (1877).—Entrée une première fois à l'asile il y a dix ans. Diagnostic porté : manie aiguë. Deuxième admission, il y a cinq ans,
même diagnostic. Lorsqu'elle revient pour la troisième fois, paralysie
générale avancée.

G..., quarante-quatre ans (1867).—Il y a une dizaine d'années, le
caractère de cette personne change d'une façon notable ; en même
temps ses forces physiques commencent à s'affaiblir, et bientôt elle ne
peut qu'avec grand'peine faire son travail habituel ; il survient de la
pâleur, de l'amaigrissement, de la céphalalgie, des douleurs dans toutes les parties du corps ; ces symptômes n'ont fait que s'aggraver. La

malade n'a jamais eu d'attaques convulsives; elle n'a jamais eu non plus de délire. Diagnostic à l'entrée : paralysie générale.

Les manifestations du début sont assez variées; on peut cependant les ramener à quelques types principaux.

Le *type congestif*. — Le malade, sans que rien chez lui fît supposer un état maladif, a tout à coup une congestion cérébrale suivie de troubles moteurs plus ou moins accentués, après lesquels arrivent les troubles psychiques; parfois le début est moins brusque et, quelques jours avant l'accès congestif, le malade est inquiet, se plaint de céphalalgie, de pesanteur de tête, de bourdonnements dans les oreilles.

Le *type maniaque* se manifeste parfois brusquement, comme le précédent ; mais, le plus souvent, il règne tout d'abord chez le sujet une activité maladive. Le malade entreprend de grandes affaires, de grandes réformes qui paraissent tout d'abord assez sensées, mais qui surprennent ceux qui connaissent les habitudes de la personne ; viennent ensuite les achats inconsidérés, les dépenses folles, etc.

Le *type mélancolique*. — Les débuts sont assez obscurs. Ce sont tout d'abord des plaintes exagérées : le malade devient triste, morose ; son caractère s'aigrit ; il éprouve des douleurs vagues, parfois à forme rhumathoïde, des troubles digestifs dont il s'exagère l'importance et dont il se plaint outre mesure. Quelquefois, mais plus rarement des troubles visuels compliquent la situation. A ces manifestations hypochondriaques vient, dans un assez grand nombre de cas, se joindre un véritable délire lypémaniaque. Mais alors c'est la folie qui arrive, et le malade est amené à l'Asile.

Le *type paralytique proprement dit*. — Nous croyons que la paralysie générale, se manifestant seulement par une diminution progressive des forces motrices et un simple affaiblissement intellectuel, doit être assez fréquente. Il est rare que cet état persiste jusqu'à la fin. Mais la rareté du fait tient peut-être beaucoup à ce que plusieurs cas de ce genre sont méconnus par les médecins ordinaires. Nous n'en voulons

9

pour preuve que le fait suivant, qui vient de se passer à Marseille. Le docteur X... soignait depuis plusieurs mois un malade. Celui-ci fait dernièrement une tentative d'assassinat sur son médecin ; après enquête, le malade est soumis à l'examen d'un médecin spécialiste, qui l'envoie à l'Asile. Le malade était paralytique. Or le docteur qui l'avait soigné n'a pas craint de dire, par la voie des journaux, que son client n'était pas fou, mais criminel; il y avait, pour lui, préméditation manifeste, tentative d'assassinat consciente, et il ajoutait: Je soigne mon client depuis longtemps, et rien chez lui ne m'a fait supposer une affection mentale. »

M. Sauze, dès 1854, admettait cette forme paralytique; il avait remarqué que beaucoup de malades n'étaient placés dans les Asiles que lorsqu'il y avait complication de folie. Depuis qu'il a quitté les Asiles, il a eu dans sa nombreuse clientèle plusieurs paralytiques qui n'ont jamais eu besoin d'être séquestrés.

Voici deux observations remarquables par l'absence du délire, presque jusqu'aux derniers jours de la maladie :

Observation Ire

G..., vingt-sept ans (oct. 1881), s'est marié il y a sept ans. Pas d'antécédents héréditaires ni alcooliques. Peu de temps après son mariage, il est tombé malade : il éprouvait une grande lassitude, ses jambes étaient très-faibles, la moindre course était pour lui une grande fatigue. Malgré un traitement des plus variés, cet état n'est allé qu'en s'aggravant, et, au mois de janvier de cette année, il eut une attaque, à la suite de laquelle il resta hémiplégique pendant quinze jours ; trois autres attaques succédèrent à la première. A la suite de chacune de ces attaques, il avait des convulsions, qui ont avec le temps augmenté de fréquence; il se trouvait, dans l'intervalle de ces attaques, inquiet et agité. A la suite de ces événements, son intelligence, qui n'était déjà pas très-grande, s'est considérablement affaiblie, et en même temps tout travail corporel lui devenait impossible. Ce n'est que quelques jours après son entrée que ce malade a présenté une véritable agitation.

Cette observation nous paraît intéressante, et nous la complétons par les renseignements suivants :

Symptômes présentés à l'entrée:

L'état physique du malade est mauvais; il ne peut tenir sur ses jambes, sa démarche est embarrassée; il est considérablement amaigri, ses yeux sont excavés; quoique brillants, ils ne dénotent aucune intelligence. Parésie du côté droit, anesthésie du côté opposé; pupille droite extrêmement dilatée; troubles musculaires de la langue très-marqués, parole presque inintelligible; préoccupations hypochondriaques sans forme de délire bien marqué.

12 octobre. — Ce malade a plusieurs accès convulsifs.

Novembre. — Gâteux; eschare à la fesse droite.

Décembre. — Marasme complet.

25 janvier. — Décès.

Invasion lente, absence de délire, troubles moteurs très-accentués : voilà ce qui caractérise cette observation.

Observation II
(Personnelle)

D..., cinquante-huit ans, cordonnier, entre le 14 décembre 1881. Antécédents de famille et antécédents personnels inconnus. Il y a plus d'un an, le sujet éprouvait fréquemment de la céphalalgie. Sa femme avait remarqué chez lui une diminution notable des forces; le travail devenait pénible, la marche difficile, la parole légèrement embarrassée et la mémoire paresseuse. D... continuait cependant à s'occuper, et, quoique l'esprit d'initiative eût notablement diminué chez lui, guidé par sa femme, il lui venait en aide. Toujours calme, il ne projetait jamais rien d'extraordinaire, ne se plaignant pas outre mesure, et paraissait s'intéresser aux affaires du ménage. Il lui arrivait pourtant

d'avoir des nuits un peu troublées et de parler pendant son sommeil.
Il y a une dizaine de jours environ, il se produisit brusquement des
symptômes autrement graves : au point de vue physique : hémiplégie
incomplète du côté gauche avec contracture, grande difficulté pour
avaler; aphasie complète, gâtisme; — au point de vue mental, perte
de l'intelligence, avec phénomènes d'excitation.

État actuel. — C'est dans cet état que le malade nous arrive. Les
artères sont athéromateuses, le pouls fréquent, la face rouge ; le bras
gauche est porté sur la poitrine, l'avant-bra fléchi; si l'on écarte les
membre de cette position, après quelques légers mouvements désor-
donnés, il y est ramené ; la jambe du même côté, paralysée aussi, est
moins contracturée. Du côté droit, pas de paralysie sensible; les membres offrent cependant peu de résistance aux mouvements imposés.
Le malade ne peut sortir la langue ni prononcer une seule parole.

Poumons congestionnés. Rien au cœur. Diagnostic : ramollissement par thrombose (?)

Pendant les quelques jours qui séparent l'admission du décès, les
symptômes restent les mêmes ; il faut y joindre des phénomènes d'agitation plus marqués pendant la nuit, certains mouvements convulsifs,
une dysphagie presque absolue ; en même temps, les symptômes de
congestion pulmonaire deviennent plus marqués.

20 décembre, à 5 heures du soir, décès.

Autopsie. — *Méninges.* La dure-mère est vascularisée ; les artères
méningées sont injectées et couvrent la membrane de leurs arborisa-
tions. On remarque au niveau de la suture bipariétale quelques adhérences avec la boîte osseuse.

L'arachnoïde et la pie-mère présentent le même état vasculaire ; les
veines qui rampent entre les circonvolutions sont gonflées par un sang
noirâtre et abondant. Ces membranes sont légèrement infiltrées; on
y voit dans leurs mailles quelques petits dépôts laiteux opalescents ; si
on les déchire, il s'en écoule de la sérosité mêlée à du sang.

Cerveau. — La pie-mère est adhérente par plaques à l'écorce de l'encéphale; en l'enlevant, elle entraîne avec elle des parties de la substance grise. Ces pertes de substance ne sont pas très-nombreuses; excepté quelques érosions de petite dimension, disséminées sur toute la voûte, on peut assez bien les localiser et décrire leur situation.

Les lobes occipitaux en sont presque indemnes; les lobes frontaux ne sont guère plus atteints; à peine y voit-on quelques lésions petites et éloignées les unes des autres. Au contraire, les parties avoisinant les scissures de, Rolando présentent des érosions plus nombreuses, plus larges et plus profondes. A droite, les circonvolutions frontale ascendante et pariétale ascendante sont les plus profondément atteintes; ici les lésions sont confluentes.

A gauche, ces mêmes circonvolutions, quoique lésées, sont moins malades; mais la partie postérieure de la troisième circonvolution frontale présente une vaste ulcération.

La substance grise est rosée, un peu molle; la substance blanche, si l'on pratique une coupe, présente un pointillé caractéristique, augmentant par là pression. Les deux hémisphères sont symétriques. Le poids total du cerveau s'élève à 1,400 grammes.

Les autres organes ne présentent rien de particulier; notons cependant une congestion assez grande des deux poumons.

Cette observation nous paraît intéressante au point de vue de la localisation des lésions, considérées dans leurs rapports avec les symptômes observés. Remarquons tout d'abord l'absence presque complète d'adhérences au niveau des lobes frontaux, contrairement à ce qui se passe à peu près toujours dans la méningo-encéphalite diffuse. Or cette absence de lésions à ce niveau coïncide avec l'absence d'idées délirantes jusqu'aux derniers jours.

En effet, chez le sujet qui nous occupe, aucune manifestation vésanique. La mémoire de notre malade, il est vrai, devient paresseuse; la nuit, il parle quelquefois; quelquefois aussi il est inquiet; mais il travaille; il ne trouble en aucune façon son intérieur et ne donne aucun sujet de plainte au dehors. Cet état tiendrait plutôt à la sénilité. C'est

très-probablement à l'absence de lésion au niveau des cornes frontales que l'on doit de voir la maladie progresser chez lui, et arriver à
son dernier terme sans qu'elle se soit manifestée au dehors par les
symptômes de la folie paralytique, tandis que les troubles moteurs
étaient plus accusés. Ce n'est qu'à la fin, lorsque l'hyperémie est
généralisée, que la congestion, caractérisée à l'autopsie par la couleur
rosée de la substance grise et le pointillé de la substance blanche,
occasionne des troubles mentaux graves, en même temps que les troubles moteurs s'accentuent au point d'occasionner une erreur de diagnostic et de faire croire, par l'ensemble des symptômes actuels et le
manque de renseignements, à un ramollissement cérébral par lésion
vasculaire.

Quelle est la fréquence relative des diverses formes de la paralysie
générale au début? D'après nos observations, l'état dépressif est celui
qui existe le plus souvent ; le délire est alors lypémaniaque ou simple-
ment hypochondriaque. Sander (1) classe parmi les symptômes prémo-
monitoires les plus fréquents les douleurs rhumatoïdes, la céphalie,
l'insomnie, les troubles visuels et de légers troubles des mouvements.
C'est ce que confirme la lecture des observations que nous avons. La
céphalalgie existe dans les deux tiers des cas, l'insomnie dans un grand
nombre; nous avons noté plusieurs fois des douleurs vagues et morbides. On comprend que le malade s'inquiète d'un pareil état de choses
et qu'il soit envahi par des idées tristes.

Plus rarement nous avons observé l'hyperdynamie fonctionnelle de
Régis (2).

Parmi les actes délirants, on rencontre assez fréquemment le vol, plus
rarement des homicides, des mutilations, des suicides. Nous avons pourtant vu un malade qui n'a été amené à l'Asile qu'après avoir fait quatre
ou cinq tentatives de suicide. Nous avons noté les tentatives de suicide
treize fois, les mutilations onze fois. Mentionnons deux cas d'amputa-

(1) *An. médico-psych.*, 1879.
(2)   *Id.*

tion de la verge; notons deux cas de dipsomanie survenant chez des personnes très-sobres. Plusieurs malades sortent des prisons où ils avaient été enfermés pour des actes contraires aux mœurs; quatre malades sortaient du bagne; cinquante-six nous sont arrivés des prisons, de la maison d'arrêt, du dépôt de mendicité.

Article 2

Les paralytiques ne sont généralement amenés dans les Asiles qu'à une période avancée de la maladie. C'est le plus souvent à la suite d'un accès d'agitation maniaque ou lypémaniaque que leur séquestration est jugée nécessaire. Mais déjà le malade est frappé de cette débilité physique et intellectuelle qui caractérise la paralysie générale. Aussi sous l'hyperdynamie apparente, observée au moment de l'admission, on peut le plus souvent reconnaître de nombreux signes de déchéance et diagnostiquer la terrible affection qui doit sous peu emporter le malade.

Nous ne voyons pas aussi souvent aujourd'hui ces types classiques de la paralysie générale décrits dans les livres, où les malades présentent uniquement du délire ambitieux, distribuent à tout venant leurs richesses imaginaires et s'estiment les plus heureux des hommes. Bien rares sont les cas où le malade garde jusqu'au bout cet optimisme incompréhensible, considéré comme caractéristique de la paralysie générale; je n'ai pu, pendant mes deux années d'internat, en observer que deux ou trois cas. J'ai eu l'occasion d'observer le délire des satisfactions chez un malade dont les symptômes présentaient une grande similitude avec ceux de la paralysie générale, et qui est mort d'une tumeur du cervelet.

Le délire ambitieux que nous observons est rarement isolé. Les malades nous accusent des troubles pénibles de la sensibilité interne ou externe, des hallucinations parfois terrifiantes à travers lesquelles ap-

paraît le souvenir de la famille dans la misère. Que de malades, pouvant
à peine se traîner, demandent à sortir pour aller gagner le pain de leurs
enfants! On voit alors ces malheureux se livrer à une sorte d'agitation
silencieuse, pleurer, affectés qu'ils sont par ces cruelles réminiscences.
Ces souvenirs pénibles contribuent pour une large part à épuiser leur
cerveau déjà ébranlé, jusqu'à ce que le dernier vestige de la raison ait
fini par disparaître, jusqu'à ce que la hideuse démence se soit définitivement établie.

Dès 1854, Ch. Sauze avait décrit chez les paralytiques de l'Asile Saint-
Pierre plusieurs cas à forme lypémaniaque. M. Fabre (1879) a classé
ces paralytiques en deux catégories, et sur 48 malades en trouve 12 à
forme lypémaniaque. M. Pons, en 1881, en trouve 17 sur 52. Actuellement, sur 30 femmes paralytiques, 5 seulement présentent de l'optimisme. La paralysie générale étant très-variable dans ses symptômes
psychiques, on a essayé d'établir diverses formes de cette maladie : la
forme maniaque, la forme lypémaniaque, la forme stupide, la forme
circulaire, la forme paralytique, la démence. Il est bien difficile de classer les diverses formes de la paralysie sous ces dénominations ; elles
sont trop nombreuses pour l'unité de la maladie, pas assez pour la
diversité des symptômes. Pour nous, ce qui caractérise le délire paralytique, c'est précisément la versatilité des manifestations délirantes,
de même que la mobilité des troubles moteurs différencie la paralysie
générale des autres maladies affectant la motilité. En effet, il n'est pas
de maladie dont les manifestations symptomatiques soient aussi nombreuses et aussi variables. On peut même dire qu'ici toutes les fonc-
tions du système nerveux central se présentent avec des perversions de
mille formes, autant dans les manifestations intellectuelles que dans
les manifestations physiques. Les perversions fonctionnelles égalent
tout ce que l'imagination peut se représenter ; il n'est pas un trouble
physique, sensoriel, moteur ou trophique, qui, sur une quantité donnée de malades, n'ait été observé ; que ce trouble consiste dans une excitation, une diminution ou, rarement il est vrai, dans une abolition de
la fonction. Chez les uns, il existe un délire marqué, se manifestant

dans les conceptions, les sentiments ou les actes ; chez d'autres, on a peine à en trouver trace. On rencontre tous les troubles de la sensibilité, soit générale, soit spéciale; troubles de la sensibilité interne se localisant à un système particulier : hallucinations de la vue, de l'ouïe, du goût ou de plusieurs de ces sens à la fois; chez d'autres, rien de semblable.

Quant aux troubles de la motilité, ils sont aussi variés que nombreux dans leur nature, dans leur siége, dans leur intensité; soit qu'on observe cette hyperdynamie fonctionnelle qui caractérise le début de plusieurs paralysies, ou ces accès à forme convulsive qui se produisent à la période de déclin d'un grand nombre ; soit qu'on observe ces parésies tantôt partielles, tantôt généralisées, parfois même de véritables paralysies affectant un organe particulier ou la totalité de l'organisme, lorsque arrive le coma. Enfin l'innervation vaso-motrice, l'innervation trophique, ont aussi leur part dans la production des troubles observés.

Et cependant, à part quelques exceptions, il est presque toujours facile de reconnaître la paralysie générale au milieu de cette diversité de symptômes, dont pas un n'est caractéristique, et qui même souvent, chez les divers malades, paraissent opposés. Cela peut paraître tout d'abord paradoxal, et cependant il n'en est rien ; la pratique ne permet pas d'en douter. Cela tient précisément, ainsi que nous l'avons déjà dit, à ce que cette variété dans les symptômes est caractéristique de la paralysie générale.

Le cerveau est un organe trop complexe, ses attributions sont trop nombreuses, pour qu'une maladie amenant dans sa couche corticale des lésions identiques dans leur nature, mais très-diverses dans leur localisation, ne présente pas la plus grande variété dans ses manifestations symptomatiques.

Il existe chez presque tous les paralytiques des tendances congestives, surtout à la période ultime de la maladie; dans certains cas, l'élément congestif joue le plus grand, presque le seul rôle, depuis le début jusqu'à la terminaison de la maladie, et lui imprime une marque parti-

10

culière, que nous croyons intéressante à étudier dans quelques observations.

Obs. 1re.1873. — R...(cinquante–deux ans), cultivateur. Début : congestions auxquelles succèdent de l'embarras dans la parole, de la fai-
blesse dans les jambes. R... devient triste et croit qu'on veut l'empoi-
sonner; semi-stupide pendant quelque temps; paraît enfin se réveiller
et sort amélioré dix mois après l'admission.

Obs. 2. — B... Début : attaque apoplectique.
Diagnostic : démence organique. — Ce malade est calme et travaille.
Poids, 108 kil. Congestions fréquentes. Décès, août 1877. — Autopsie :
paralysie générale.

Obs. 3 (1877). — E. S..., cinquante–deux ans, mécanicien. Un an avant
l'admission, surviennent chez ce malade des phénomènes congestifs qui
se traduisent par des éblouissements, des vertiges... E. S... abandonne
sa place. Il y a un mois, il a le côté droit paralysé; embarras notable
de la parole. Cet état persiste huit à dix jours, après quoi l'hémiplégie disparaît. Quelques jours après, nouvelle congestion, à la suite de
laquelle le côté gauche est paralysé. Le lendemain, évanouisse-
ment, syncope. Quarante-huit heures après, agitation violente. Admis
à l'Asile, il meurt au bout de deux mois. — P. G.

Obs. 4. — G..., trente-deux ans, mécanicien. Congestion suivie d'une
assez grande agitation, qui amène le malade à l'Asile. Décès, un mois
après. — P. G.

Obs. 5. — C..., quarante-quatre ans, journalier, a toujours mené
une vie très-régulière. Congestion cérébrale. Admis à l'hôpital, il
s'agite et on l'amène à l'Asile. L'excitation maniaque se dissipe vite. Ce
malade est calme, travaille. Légers phénomènes congestifs. Sort en
rémission dix mois après.

Obs. 6 (1878). — G..., quarante ans. Plusieurs congestions amenant une amnésie complète avec hémiplégie ; excitation. Deux mois après son admission, décès par congestion cérébrale. — P. G.

T..., quarante-six ans. Plusieurs attaques congestives, hémiplégie; délire hypochondriaque. Se soumet à toute espèce de traitement. Accès de manie. Décès par congestion cérébrale. Durée, six mois. — P. G.

Obs. 7. — L..., cinquante-cinq ans. A eu plusieurs congestions qui n'eurent pas de suites; une dernière le rend amnésique. Entré à l'Asile, on observe en effet chez lui une perte presque complète de la mémoire, signes physiques de la paralysie générale. Sort en rémission. Durée, deux mois.

Obs. 8. — M..., quarante-huit ans. Le début remonte à treize ans : attaques congestives, aphasie, perte de la mémoire. Crises congestives assez fréquentes. Depuis peu, agitation, hallucinations de la vue. Déviation de la bouche; hémiplégie. Décès. Durée, quatre mois et demi. — P. G.

Obs. 9. — M. J..., quarante-cinq ans. Maux de tête fréquents. Attaques congestives amenant de l'agitation. A l'Asile, l'agitation disparaît complétement. Ce malade travaille, mais a fréquemment des poussées congestives graves. Encore à l'Asile.

Obs. 10 (1879). — N. O..., trente-six ans. Paralysie générale à forme congestive. Sort en rémission un mois après son entrée à l'Asile.

Obs. 11. — M. E..., trente-deux ans, boulanger. Suppression d'épistaxis fréquentes. Maux de tête; phénomènes d'excitation. Diagnostic : manie congestive, agitation continue. Hématome volumineux, se montrant successivement à chaque oreille. Tache hémorrhagique de la sclérotique. Durée, quatre mois. Décès. — P. G.

Obs. 12 (1880). — M..., confiseur. Accidents congestifs suivis d'agitation. — Diagnostic : manie congestive. Sort amélioré deux mois après. — Reprend sa profession et travaille bien pendant un an. Nouvelle poussée congestive. Réadmission. Décès. Durée, quatre jours. — P. G.

OBS. 13. — L..., gendarme, trente-cinq ans. — Note médicale : le début de la maladie a été une hémiplégie subite, avec perte de connaissance, survenue à bord d'un bâtiment où L.... escortait des prisonniers, et déterminée probablement par une congestion cérébrale. Admis à l'hôpital, le malade, revenu d'ailleurs à la connaissance, présente un affaiblissement peu marqué, mais réel et persistant, du membre supérieur gauche. L'idée émise d'un petit foyer hémorrhagique est assez rationnelle. Pourtant, un mois après, on peut constater des symptômes qui paraissent donner à cette hémiplégie incomplète une interprétation séméiologique bien différente et bien plus grave. Bien que l'homme fût jeune, bien que le prétendu foyer hémorrhagique dût être petit, eu égard à l'exiguité des manifestations hémiplégiques, l'intelligence est singulièrement affaissée, sans netteté, sans vigueur ; la mémoire affaiblie ; la parole lente, embarrassée, comme scandée ; la démarche mal assurée. Dans les trois ou quatre semaines qui suivent, ces symptômes s'accentuent de plus en plus, revêtant progressivement un caractère et une signification qui ne laissent plus de doute au diagnostic. — P. G.

A l'Asile, la maladie fait de rapides progrès, à cause de nombreuses attaques épileptiformes. Décès. Durée, un mois et demi.

Les 14 observations qui précèdent présentent ceci d'intéressant, que 4 malades sont sortis améliorés ou en rémission complète, après un très-court séjour à l'Asile. Les 9 malades qui sont décédés ne sont restés que très-peu de temps en traitement. Chez un seul, le décès est survenu après quatre ans ; un autre, admis à l'Asile en 1878, y est encore. Une chose à remarquer, c'est l'absence du délire ou la courte durée des manifestations délirantes chez ces malades. Nous croyons que, si les paralytiques à forme congestive étaient, dès le début, soumis à un traitement approprié et, mieux encore, à de bonnes conditions hygiéques, ils pourraient vivre assez longtemps en dehors des Asiles. Malheureusement, l'organe qu'il s'agit de soigner est précisément celui qui préside à la volonté. A peine ces paralytiques sont-ils soustraits à la surveillance, qu'ils se replacent dans les mêmes conditions qui ont antérieurement favorisé le développement de la maladie.

Examinons rapidement quelques-uns des signes principaux de la paralysie générale.

Parmi les troubles moteurs, un des plus constants est assurément le tremblement fibrillaire des muscles de la langue et de la face, surtout des sphincters de la bouche et des releveurs de la lèvre supérieure. Ce n'est pas que nous le considérions comme un symptôme pathognomonique, car il existe souvent dans divers états nerveux, et surtout dans l'excitation simple ou alcoolique. Un certain trouble de la parole, consistant en une simple hésitation, de l'ânonnement, de l'embarras ou de l'aphasie, existe presque toujours. Ceci n'est pourtant pas absolu. Voici une observation où l'on ne remarquera rien de semblable.

L..., quarante-trois ans, infirmier-major. Paralysie à forme hypochondriaque, indifférence complète, hallucination de l'ouïe. Il entend des cloches, la musique militaire. L'amnésie devient presque complète. Peu de temps après son admission, on ne trouve chez lui ni optimisme, ni délire ambitieux. Pendant toute la durée de sa maladie, L... n'a présenté aucun embarras de la parole. Celle-ci est très-facile, nullement gutturale, mais brève. Il existait cependant des troubles de la motilité assez marqués, tantôt de la rétention, tantôt de l'incontinence d'urine ; parfois aussi des déjections involontaires de matières fécales. En outre, ce malade mâchonnait constamment et grinçait des dents. Décès brusque. Durée, cinquante jours.

Dans sa feuille d'autopsie, nous lisons : Pie-mère assez injectée, très-adhérente à un certain nombre de circonvolutions (frontales et sphénoïdales), au point d'entraîner avec elle des plaques de substance grise. Cette dernière est un peu ramollie et légèrement rougeâtre. Il est regrettable qu'il ne soit pas fait une mention pséciale de l'état de la 3e circonvolution frontale.

L'absence de tout délire spécial, la netteté de la prononciation, alors que la motilité d'autres organes était profondément altérée, donnent à cette observation un certain intérêt.

L'inégalité pupillaire s'observe. fréquemment. Nous l'avons cependant trouvée absente dans plus du tiers des observations : nous ne parlons que de celles où il était fait mention de l'état des pupilles. Nous avons vu quelques cas d'atrésie pupillaire ; plus souvent une dilatation considérable des deux pupilles ; enfin la pupille gauche plus fréquemment dilatée que la droite.

Voici ce que nous indiquent sur ce point 182 observations :

Pupille gauche plus dilatée . . . 43   fois.

Pupille droite plus dilatée 27   —

Dilatation anormale des 2 pupilles. 18   —

Atrésie.   9   —

Pas d'inégalité 85   —

Nous avons remarqué assez souvent (mais nous n'avons pas de chiffres exacts à fournir) que, pendant un accès maniaque, il y avait généralement de la dilatation pupillaire. Dans ces cas, l'inégalité disparaît lorsqu'elle existe, et ne reparaît que lorsque l'ouverture pupillaire est devenue plus petite. En ce moment, nous avons un malade qui fait exception. Chez lui, l'inégalité pupillaire, très-manifeste pendant les périodes d'agitation, disparaît lorsque le calme arrive.

Sur plus de 30 paralytiques qui sont en ce moment dans le service des femmes, nous n'en rencontrons que 8 chez lesquelles il existe un trouble moteur de l'iris. Cinq de nos malades présentent de l'inégalité : chez une, la pupille la plus dilatée est tantôt la droite, tantôt la gauche ; deux présentent de l'atrésie ; chez la huitième, enfin, les pupilles sont extraordinairement dilatées, même en pleine lumière.

Il nous avait paru que lorsque, chez les paralytiques, la parésie était plus accentuée d'un côté, c'était aussi de ce côté qu'on trouvait la pupille la plus dilatée. Voulant savoir quelle était la constance de cette relation, nous avons examiné trente malades. Voici le résultat de nos recherches.

Force indiquée par le dynamomètre

HOMMES

Main droite.	Main gauche.	État des pupilles.
50 k.	11 k.	p. g. +
40	38	p. g. +
41	35	p. g. +
22	38	p. d. +
51	41	constriction p.
30	41	p. g +
42	46	p. g. +
48	55	p. g. +
30	42	p. g. +
45	31	égal p.
49	50	égal p.
25	22	égal p.
52	36	p. g. +
20	13	égal. p.
43	45	p. d. +
37	49	p. d. +
48	32	p. g. +
18	21	p. d. +
59	57	p. g. +
70	58	p. g. +
38	18	constriction p.
39	18	p. g. +

FEMMES

Main droite	Main gauche	État des pupilles
30	25	p. g. +
20	14	égalité p.
25	18	égalité p.
25	20	constriction p.
10	10	p..d. +
20	15	dilatation p.
5	12	égalité p.
20	10	p. g. +

Dans les six cas où nous trouvons la pupille droite plus dilatée, la force musculaire indiquée au dynamomètre est moins grande pour la main droite que pour la main gauche. Les autres troubles moteurs ne nous ont présenté rien de bien intéressant à signaler. Notons cependant deux cas d'asphyxie par bol alimentaire, un cas de décès par surdistension de la vessie. Le grincement des dents est signalé comme un symptôme très-fâcheux. Nous l'avons rencontré chez un malade qui a pu sortir amélioré. Il est certains cas, rares il est vrai, où les troubles de la motilité sont très-difficiles à reconnaître, même à une période très-avancée de la maladie. Dans l'observation suivante, nous verrons un malade ne présenter aucun désordre moteur, si bien que la paralysie générale a été méconnue chez lui et n'a été révélée que par l'autopsie.

Observation
(Personnelle)

Le nommé H..., quarante-cinq ans, cultivateur, entre à l'Asile des aliénés le 6 avril 1883. Ce malade nous paraît avoir les facultés intellectuelles peu développées. Il est incohérent et nous raconte que ses voisins étaient jaloux de lui. Il nous offre des conceptions délirantes ambitieuses. Il se dit Dieu et prétend que la jalousie de son entourage est due à ses qualités divines. H... ne présente aucun trouble de la motilité. Il meurt le 19 juin, d'une congestion pulmonaire.

NÉCROPSIE. — Dure-mère pâle ; adhérences très-fortes au niveau du frontal ; membranes très-hyperémiées ; ramollissement par plaques.

A droite, toute la première circonvolution frontale est ramollie et fait corps avec la première; la troisième présente aussi des adhérences, surtout à la partie antérieure; il en est de même de la troisième temporale, de la frontale et de la pariétale ascendantes. Nous constatons les mêmes lésions sur les parties antérieures du lobule paracentral et de la circonvolution du corps calleux.

L'hémisphère gauche est moins atteint : deux petites ulcérations sur la première frontale, une sur la troisième et deux plaques ramollies à la base des frontale et pariétale ascendantes.

Les ventricules ne présentent pas de granulations, mais ils sont plissés et contiennent un liquide séro-sanguinolent. Les deux corps striés offrent peu de consistance dans leur partie antérieure. Le cerveau est très- hyperémié dans sa totalité.

Poumons : congestionnés. — *Cœur :* un peu gros et graisseux.

Quelques auteurs n'admettent les hallucinations que dans la paralysie d'origine alcoolique. Il est incontestable que, chez les malades ayant fait des excès de boissons, les hallucinations sont plus fréquentes ; par leur nature pénible ou terrifiante, elles mettent même quelquefois sur la voie des antécédents. Cependant il n'est pas rare de rencontrer des troubles de la sensibilité spéciale chez des paralytiques qui ont toujours été sobres. Nous trouvons, dans de nombreux exemples, des hallucinations de la vue, de l'ouïe et du goût chez ces derniers. Quatre malades repoussaient les aliments parce qu'ils avaient un goût étrange.

Quelquefois ces prétendues hallucinations ne sont probablement que de simples conceptions délirantes : un paralytique voyait le Ciel, Dieu, les anges, les saints, etc. ; il n'avait pas du tout l'air d'un homme absorbé par une pareille vision.

Nous avons trouvé un cas d'hallucination de la vue avec lésion de la couche optique.

Quelques jours après notre arrivée à l'Asile, nous trouvons Arg..., ancien capitaine, couché aux gâteux depuis plusieurs mois. Un malade le frappe à la tête avec une pelle de fer et lui brise l'arcade orbitaire gauche. C'est alors que notre attention est attirée sur lui. Arg... se plaignait constamment de voir le soleil et demandait qu'on fermât les fenêtres, alors que celles-ci n'étaient pas ouvertes. Nous supposions que la blessure reçue, ayant amené un phlegmon de l'orbite, n'était pas étrangère à la production de cette sensation lumineuse. Nous ne pûmes savoir si elle existait antérieurement. A l'autopsie, entre autres lésions, nous trouvâmes un foyer de ramollissement gros comme un petit pois, dans la couche optique, à 1 cent. environ au-dessus du corps genouillé externe.

Les troubles de la sensibilité interne sont fréquents et amènent souvent des conceptions délirantes étranges. Tel malade croit qu'on lui a mis une tête de bois, tel autre qu'on lui a fermé le gosier. Un malade nous disait qu'il n'avait plus d'anus. Voici une observation où nous rencontrons plusieurs de ces troubles réunis :

P. G..., cinquante-six ans, repasseuse. La maladie est survenue, il y a quinze mois, à la suite d'une congestion cérébrale. Idées de persécution. Chez elle, elle éprouvait la sensation du roulis, on lui mettait des pois suçoirs dans la gorge, on lui parlait à travers les murs, on lui faisait respirer de mauvaises odeurs, on lui mettait du potassium dans le bouillon. C'est au moyen de la physique et avec des cordages qu'on la faisait souffrir.

Signes physiques de la paralysie générale : hésitation de la parole ; pupille gauche plus dilatée ; affaiblissement musculaire. Alors même qu'elle nous raconte ses nombreuses souffrances, on voit un certain air de satisfaction dans sa physionomie. Depuis qu'elle est à l'Asile, elle éprouve toujours les mêmes sensations. La nuit, elle éloigne son lit du mur pour ne pas entendre ses persécuteurs. La sensation de roulis, remontant par les pieds, existe toujours; on lui fait respirer un *miasme de prison ;* on lui baisse le palais par le trou *nasial,* elle entend ses voisins par un porte-voix; on la *zime,* c'est-à-dire qu'on lui glace les cheveux ; on la fait souffrir avec le *pressoir-roulis,* etc.

Nous avons réuni une cinquantaine de cas d'affections incidentes, telles que : anthrax, furoncles, phlegmons. Leur action sur la marche de la paralysie générale a été très-variable. Il faut considérer deux cas : dans l'un, le malade est à une période avancée ; les troubles nutritifs sont accentués. Ce que l'on observe alors le plus fréquemment, ce sont des anthrax presque sans réaction fébrile, bien plus souvent des phlegmons, qui prennent rapidement un caractère gangréneux et qui enlèvent le malade; dans ce cas, l'action des complications énumérées ci-dessus est presque constamment nuisible et accélère la marche de la maladie. Dans le second cas, la maladie n'est pas très-avancée; l'état physique est encore bon. On rencontre alors des anthrax franchement inflammatoires, des éruptions furonculeuses plus ou moins abondantes, des phlegmons circonscrits amenant une suppuration abondante et louable. Dans ce cas, on voit assez souvent se produire une amélioration tantôt dans l'état mental, tantôt dans les troubles moteurs, quelquefois une véritable rémission. Il n'en est pourtant pas toujours ainsi. Dans 18 cas de ce genre, nous avons constaté 6 fois une amélioration assez marquée, 4 fois une véritable rémission. Dans les 8 cas restants, l'action a été nulle.

Article 3

On a indiqué comme durée moyenne de la paralysie générale une période de trois ans. Cette assertion n'est pas exacte pour Marseille, nos paralytiques vivent moins longtemps. Nous avons pu voir et nous voyons des malades dépasser cette limite et vivre longtemps dans un état de démence tranquille; puis disparaître, subitement enlevés par une violente congestion cérébrale ou par une affection intercurrente. Mais un fait digne de remarque, et que nous ne pouvons passer sous silence, c'est le suivant: dans ces dernières années, la maladie que nous étudions a pris à Marseille, non-seulement un développement considérable, sur lequel nous avons déjà insisté, mais encore une gravité exceptionnelle. Des paralytiques nous arrivent avec les symptômes ultimes de leur affection et succombent quelques jours après leur entrée, alors que les premiers accidents remontaient à peine à deux ou trois mois.

On a signalé comme exemples de paralysie à marche rapide les cas dans lesquels se trouvent réunies des idées hypocondriaques et de la constriction papillaire; nous avons eu occasion de le constater plusieurs fois.

Durée du séjour à l'Asile

HOMMES

	1851 à 1860	1861 à 1870	1871 à 1880	Total	Pour cent
Au-dessous d'un mois.....	27	88	49	164	20
De un à trois mois.......	45	72	55	172	21
De trois à six mois.......	39	71	32	142	17
De six mois à un an......	42	61	34	137	16
De un an à deux ans.....	28	56	38	122	15
De deux à trois ans......	23	22	14	59	7,1
De trois à quatre ans....	3	4	7	14	1,7
De quatre à cinq ans.....	5	2	2	9	⎫
De cinq à sept ans.......	6	»	»	6	⎬ 2
Sept ans et au-dessus....	»	1	»	1	⎭

FEMMES

	1851 à 1860	1861 à 1870	1871 à 1880	Total	Pour cent
Au-dessous d'un mois.....	8	13	9	30	10,6
De un à trois mois........	8	14	18	40	14
De trois à six mois.......	9	9	27	45	16
De six mois à un an.......	9	17	29	55	19
De un à deux ans........	18	19	28	65	23
De deux à trois ans.......	7	6	10	23	8,1
De trois à quatre ans.....	4	4	3	11	3,9
De quatre à cinq ans.....	1	2	2	5	⎫
De cinq à sept ans........	4	1	1	6	⎬ 4
Sept ans et au-dessus.....	1	»	1	2	⎭

La durée moyenne du séjour à l'Asile est à peine d'un an pour les hommes. Dès le troisième mois, les 2 cinquièmes sont décédés ; six mois après l'admission, il n'en reste plus que les 2 cinquièmes. Les femmes vivent plus longtemps. Six mois après l'admission, il en reste encore les 3 cinquièmes. La durée moyenne de la maladie, chez elles, est de dix-huit mois.

A quelle époque de l'année la mortalité chez les paralytiques est-elle la plus grande ? Le tableau suivant va nous l'apprendre :

Décembre	115		
Janvier	127	Hiver	341
Février	99		
Mars	116		
Avril	94	Printemps	305
Mai	95		
Juin	91		
Juillet	115	Été	291
Août	85		
Septembre	83		
Octobre	100	Automne	293
Novembre	110		

L'hiver est, sans contredit, la saison la plus meurtrière. Ce fait, d'ailleurs, a été signalé depuis longtemps. Il ne faudrait cependant pas exagérer l'influence de la saison froide ; nous trouvons, en effet, pendant les trois mois les plus froids de l'année, un cinquième seulement de décès en plus.

Comment meurent nos paralytiques? C'est le plus souvent par le cerveau. Dans notre statistique, nous comptons 151 décès par méningite, congestion ou hémorrhagie cérébrales. Beaucoup meurent dans le marasme.

Viennent ensuite les pneumonies et les maladies intestinales. On n'a pas de peine à comprendre combien ces affections sont à redouter chez des sujets dont l'élément nerveux usé est incapable de réagir. On dit avec raison que les maladies aiguës revêtent généralement, chez les paralytiques, la forme adynamique. La pneumonie pardonne rarement et rappelle en quelque sorte celle des vieillards. Elle s'établit sournoisement, ne se révélant souvent par aucun symptôme bien net ; et il n'est pas rare de rencontrer à l'autopsie des poumons hépatisés, alors que le cerveau seul était incriminé.

La tuberculose pulmonaire est relativement rare : sept cas seulement. Quoique un seul décès par ataxie locomotrice soit mentionné, un plus grand nombre de malades étaient atteints de cette affection. Dans nos observations, nous en trouvons huit cas.

Voici le relevé des causes de décès mentionnées sur les registres depuis 1851 jusqu'à 1880.

Congestion cérébrale	80	Gangrène pulmonaire	3
Apoplexie séreuse	2	Affection cardiaque	7
Apoplexie cérébrale	27	Hydropéricardite	1
Hémorrhagie cérébrale	11	Entérite	15
Convulsions épileptiformes	13	Péritonite	2
Méningite	7	Dyssenterie	1
Méningo-encéphalite	3	Ascite	1
Hémorrhagie méningée	2	Étranglement interne	2
Affection organique du cerveau	1	Étranglement herniaire	1
Ramollissement cérébral	4	Bol alimentaire	2
Tumeur cérébrale	1	Variole	1
Ataxie locomotrice	1	Infection purulente	4
Tuberculose pulmonaire	7	Erysipèle	4
Congestion pulmonaire	5	Phlegmon	5
Pneumonie	16	Cancer de la vessie	1
Pleurésie	1	Coups et blessures	3

Les autres décès contiennent seulement la mention « marasme paralytique ou paralysie générale.»

Tous nos paralytiques ne meurent pas à l'Asile. Ainsi que nous l'avons vu, plusieurs sont transférés dans une autre Asile : ce sont le plus souvent des militaires ou des marins ; d'autres sont réclamés par leur famille, quelquefois même à la période ultime de leur maladie. Les familles aisées de Marseille tiennent en général beaucoup à ce que les malades qu'ils font soigner à l'Asile leur soient rendus lorsqu'il y a danger de mort.

Nous avons vu que, dans une période de dix ans, 35 paralytiques étaient sortis améliorés, et 10 en complète rémission. Le plus grand nombre de ceux qui sortent ainsi nous revient, et souvent à bref délai.

Voici vingt-deux observations de paralytiques dont l'amélioration ou la rémission s'est assez longtemps maintenue.

Observation Irᵉ

P. F..., militaire, entré le 26 juin 1866. Embarras de la parole, affaiblissement considérable de la mémoire. — 15 juillet. Excitation, gâtisme. — 12 octobre. La mémoire revient, les forces réapparaissent ; le malade s'occupe, présente encore un peu d'embarras de la parole. Sort le 31 décembre, en excellente voie de guérison.

Observation II

P. V..., sous-lieutenant. — 4 avril 1869. Embarras de la parole, tremblement de la langue et des muscles de la face; pupille droite plus dilatée. Pas de délire ambitieux. Malpropre, gâteux. — 8 mai. Tenue meilleure, calme; se rappelle ce qui lui est arrivé et les circonstances qui l'ont conduit à l'Asile. Demande sa sortie. — 3 juillet. Le calme se maintient, les symptômes musculaires de la paralysie persistent, l'intelligence est assez nette. Il sort.

Observation III

M. H... vingt-huit ans, militaire. — 24 avril 1869. Céphalalgie, insomnie; perte de l'appétit; idées ambitieuses; parole très-embarrassée par moments, convulsions des muscles de la face, très-agité. — 8 mai. Amélioration; le sommeil revient un peu.— 24 mai. Le calme continue ; le malade a conscience de sa position et renonce à ses idées délirantes; seul, l'embarras de la parole persiste. — 24 juin, sorti.

Observation IV

P. L... trente-cinq ans, tonnelier.— Janvier 1869. Ce malade a déjà eu une rémission trois ans auparavant. Céphalalgie intense, excitation, insomnie, idées de grandeurs, embarras de la langue, dilatation pupillaire gauche. — 24 janvier. Au délire ambitieux a succédé un état d'hypochondrie très-accentué ; triste, affaissé. — 2 février. Même état ; se plaint de toute espèce de maux. Sort le 2 juillet, très-amélioré.

Observation V

H. S...., quarante-deux ans, couturière. — 28 septembre 1871. Inégalité pupillaire, tremblement des muscles de la face et de la langue, facultés intellectuelles très-affaiblies, perte à peu près complète de la mémoire.— 25 octobre. Très-agitée, violente ; crie, chante, déchire; gâtisme, insomnie. — 2 novembre. La mémoire revient, l'agitation a disparu. Sort en voie de rémission.

Observation VI

C. M...., trente-neuf ans, forgeron. — 5 août 1873. Agitation très-grande, insomnie, gâtisme.— 10 août. L'agitation diminue; alors apparaissent des idées de grandeur ; inégalité pupillaire et embarras de la parole. — 30 août. Les idées de grandeur, l'embarras de la parole ont disparu; seule la dilatation plus grande de la pupille gauche persiste ; calme, se rappelle assez bien certains faits antérieurs; sort le 11 septembre, très-amélioré.

Observation VII

L. J...., cinquante-cinq ans, chiffonnier. — 30 août 1877. Ce malade a eu une première rémission il y a deux ans. Inégalité pupillaire, embarras de la parole, facultés intellectuelles et affectives très-affaiblies; délire des grandeurs. Sort le 10 mai 1878, en bonne voie de rémission.

Observation VIII

P. V. :..., trente-sept ans. — 8 avril 1878. Excès alcooliques et vénériens. Attaque d'apoplexie, il y a quatre ans, avec hémiplégie complète du côté gauche et déviation de la langue. La paralysie s'est dissipée très-lentement, et le côté gauche est encore très-faible aujourd'hui; pas de délire ambitieux, idées tristes; refuse toute nourriture. Malpropre, marche difficile, embarras de la parole, tremblement fibrillaire des muscles de la langue et de la face; facultés intellectuelles très-affaiblies, amnésie. Sort le 26 septembre 1878, en voie de rémission.

Rentre de nouveau le 1ᵉʳ août 1879, avec délire mélancolique et dépression marquée; hypochondrie. — 15 septembre. Au délire hypochondriaque succède un délire ambitieux : il a des croix honorifiques; agitation. Les troubles de la motilité sont à peine marqués; l'embarras de la parole est cependant évident. — Mars 1880. Le malade est plus calme, pleure en parlant de ses enfants. Réclame sa sortie et sort en voie de rémission incomplète.

Il nous revient le 12 mai 1883, dans un état de démence paralytique assez avancée : délire de grandeurs. Station verticale impossible. Encore à l'Asile.

Observation IX

M. E.., quarante-huit ans, menuisier.—12 janvier 1879. Antécédents morbides : rhumatisme à dix-neuf ans, fièvre typhoïde à vingt-cinq ans; depuis, affection organique du cœur. Affaiblissement intellectuel, activité désordonnée, accès épileptiformes, état dépressif. — 19 janvier. Les accès se reproduisent; la parole est embarrassée; les pupilles inégales ; le malade se croit mort. — Février. Plus calme; les idées mélancoliques ont en partie disparu. Il sort amélioré le 16 février. — 2 mai 1879. M. E... rentre de nouveau. Délire de persécution, idées mélancoliques, récriminations contre sa femme. — Juin. Mieux ; travaille à l'atelier de menuiserie, paraît plus calme. — Septembre. Ne veut plus travailler, s'exalte et fait des menaces. — Octobre. Le calme revient. — Février 1880. En bonne voie de rémission. Sort en congé d'un mois, à titre d'essai. — Mai. La rémission persiste.

Observation X

R. J..., quarante-quatre ans, tapissier.— 23 juillet 1879. Séquestré il y a deux ans, sorti en rémission trois mois après. Délire des grandeurs. Chute des deux paupières ; parésie de la jambe gauche, qu'il traîne d'une façon très-prononcée. Janvier 1880. La parésie a disparu en partie.— Il sort en congé d'un mois, et depuis il n'a plus été réintégré.

Observation XI

N. A..., trente-six ans, lieutenant.—13 décembre 1879. Embarras de la parole ; étourdissements, aphasie passagère, céphalalgie. — 30 décembre. Amélioration ; plus de céphalalgie ; l'affaiblissement des facultés intellectuelles et de la mémoire persiste. Sommeil bon, appétit excellent. Sort le 19 janvier, en voie de rémission.

Observation XII

F. I..., quarante-trois ans, capitaine au long cours.—10 mai 1880. Mère paralytique. Insomnie, inappétence. Diminution de la force musculaire, embarras de la parole, hallucinations, délire des grandeurs. — Juin. Tremblement fibrillaire très-prononcé des muscles de la face. Le malade exagère ses capacités nautiques, se croit capable encore de commander son navire, réclame sa sortie. Sort définitivement le 10 juillet, dans une période de rémission.

Observation XIII

F. H..., trente-six ans. — 9 juillet 1880. Embarras de la parole, facultés intellectuelles affaiblies.— Mai 1881. Tranquille, s'occupe. Rémission. Sort.

Observation XIV

B. J..., vingt ans, tailleur.—6 juin 1881. Première rémission il y a un an. Sorti deux mois après l'admission.— Alcoolisme, délire des persécutions, hallucinations de l'ouïe, troubles de la sensibilité. Sorti le 1er avril 1882, après un séjour de neuf mois, amélioré.

Observation XV

R. A. . . , quarante-quatre ans, entrepreneur de travaux publics. —28 mars 1881. Idées ambitieuses, embarras de la parole. Sorti amélioré trois mois après.

Observation XVI

P. J..., trente-neuf ans, gendarme colonial.—19 juillet 1882. Fièvres intermittentes, langage incohérent. Le malade se déclare très-fort en calcul ; il se livre à des recherches scientifiques ; il a le secret d'une construction française. Tremblement des doigts et de la langue. — 30 août. Eruption d'herpès; amélioration.— 30 septembre, l'amélioration persiste. P. . . renonce à ses idées délirantes; s'occupe. Sort le 22 avril 1883, très-amélioré. Rentre quinze jours après, dans un état d'agitation considérable. En traitement.

Observation XVII

B. F.., quarante-cinq ans, employé.—7 mars 1882. Première rémission le 17 octobre 1872. Sorti le 16 novembre 1872, très-amélioré. Force musculaire considérablement affaiblie, station verticale difficile. Nombreuses attaques à forme convulsive, occupant les deux côtés à la fois. Délire à forme dépressive, idées hypochondriaques ; alcoolisme, gâteux. Sort en remission le 16 avril 1882, un mois et demi après son entrée.

Observation XVIII

R. P.., quarante ans (juin 1882), portefaix. Les parents du malade nous racontent que depuis deux mois il se livrait à des dépenses folles. Comme antécédents morbides, on ne nous signale rien. Il possède une constitution très-vigoureuse.

R...nous arrive dans un état d'agitation maniaque. Il est loquace et nous parle de sa force athlétique. Il nous montre avec orgueil ses bras, avec lesquels il se charge de venir à bout de tous nos gardiens. Il est riche, prince du sang ; il se promène avec dignité, la tête haute, sous les préaux, toisant d'un regard dédaigneux tous ceux qui l'entourent. Si on essaye de lui démontrer qu'il n'est qu'un simple portefaix et que tout ce qu'il nous raconte n'est que le fruit d'un cerveau fatigué, il s'emporte et déclare qu'il nous donnera des preuves de ce qu'il avance. La parole est alors légèrement embarrassée ; le rictus naso-labial devient très-apparent, les muscles de la face sont animés de mouvements convulsifs. La langue présente un tremblement fibrillaire très-marqué. Les pupilles sont fortement contractées.

10 juin. — R.... est toujours surexcité ; il ne veut plus supporter sa séquestration. Ses idées sont plus désordonnées qu'à son entrée ; il cherche parmi ses camarades ceux qui veulent se joindre à lui pour l'aider à se débarrasser du médecin en chef. Mêmes symptômes physiques.

30. — Le malade est plus calme ; il est inquiet de ne pas voir ses enfants, et demande à écrire à sa femme et à son père. On le fait passer dans une division de tranquilles.

5 juillet.—L'amélioration n'était qu'apparente. R.... n'a pas renoncé à son délire des grandeurs. Il se propose d'enrichir tout le monde, et nous offre des millions si nous consentons à le laisser sortir. Il a été agressif dans la matinée. — Vésicatoire à la nuque. Bains prolongés.

4 août. — Le calme revient. R.... se plaint de céphalalgie. Il sent sa tête brûlante et réclame un nouveau vésicatoire.

3 septembre. — Le mieux se continue. R... a abandonné ses idées délirantes. Il demande à sortir pour venir en aide à sa pauvre femme.

8 octobre. —Nouveaux symptômes d'agitation. L'optimisme revient; le malade paraît tendre vers la démence.

15. — Apparition de nouveaux furoncles à la nuque, au dos et aux cuisses.

30. — L'éruption furonculeuse persiste ; l'état mental s'améliore. R... est devenu très-raisonnable; il reçoit la visite de sa femme et de ses enfants, et leur déclare qu'il est très-satisfait des bons soins qui lui sont donnés. Il est maintenant décidé à attendre patiemment jusqu'au jour où le docteur jugera convenable de le faire sortir.

15 novembre.— Nouvelle éruption furonculeuse aux jambes; large anthrax à la nuque.

30. — R... sort non entièrement guéri de ses furoncles, mais dans un état mental aussi satisfaisant que possible ; la parole n'est plus embarrassée.

Nous avons revu plusieurs fois le malade depuis. Il a repris son travail et ne cesse de nous répéter combien il nous est reconnaissant.

Observation XIX

F. L..., trente-quatre ans, lieutenant aux chasseurs d'Afrique. — 6 octobre 1882. Ce malade compte comme antécédents morbides des fièvres intermittentes avec accès pernicieux ; il est en outre buveur. Il ne dort pas depuis une quinzaine de jours et paraît très-énervé. Il nous raconte avec volubilité qu'il est capitaine et qu'il va bientôt être nommé commandant. Néanmoins il comprend que ses forces ont diminué. La commissure labiale est un peu déviée à droite; tremblement fibrillaire de la langue. Pas d'inégalité pupillaire; vomissements. Le dynamomètre nous acuse 39° à droite et 61° à gauche.

20. — F... est triste et réclame continuellement sa sortie, prétextant qu'on met entraves à son avancement. Il est absolument inconscient de sa position. La parole est assez embarrassée.

2 novembre. — L'état physique s'améliore. Le dynamomètre nous donne 50° à droite et 67° à gauche. L'état mental est toujours le même. F... veut se marier. On lui a promis une femme excessivement riche. Il écrit à sa prétendue fiancée et à tous ses camarades pour leur annoncer cette nouvelle.

10 décembre. — F... est toujours inquiet ; il s'impatiente et déclare qu'il en finira avec la vie, si on ne le met pas en liberté.

20. — Plus calme.

Janvier. — F... accepte sa situation avec résignation. Il a renoncé à son mariage, et convient avec nous qu'il a été fatigué. Le délire des grandeurs a également disparu. La parole est libre.

26 février. — Le malade est dirigé sur l'hôpital militaire. Son état mental s'est encore amélioré. Il a aujourd'hui repris son service.

Observation XX

G. A..., quarante-cinq ans, vitrier. — 24 octobre 1883. La station verticale est ici fort difficile. La parole est très-embarrassée; on parvient avec peine à comprendre ce que nous dit le malade. L'inégalité pupillaire est très-marquée, la langue est animée de tremblements fibrillaires. G... est encore sous l'influence d'un délire terrifiant. Il croit qu'on va lui couper le cou. Insomnie.

2 décembre. — Les signes physiques de la paralysie générale diminuent d'intensité ; la parole est plus distincte.

8. — L'amélioration continue. Les hallucinations n'existent plus ; le sommeil est revenu. Le malade nous raconte qu'il a travaillé longtemps à la litharge, et semble attribuer les accidents qu'il a éprouvés à

un empoisonnement par le plomb. Il sort le 6 janvier, complétement rétabli. Nous ne l'avons pas revu depuis.

Observation XXI

P. P..., trente-neuf ans, tourneur sur métaux. — 24 octobre 1882. La maladie remonte à un an. P... a commencé par éprouver de la difficulté dans la marche. Il a été ensuite atteint de paralysie. A cette époque, il présentait tous les caractères de l'ataxie locomotrice, avec douleurs fulgurantes, etc. Les troubles cérébraux ne sont survenus que six mois après les accidents médullaires. Antécédents alcooliques.

Le malade ne répond pas aux questions qu'on lui pose. Il se plaint de ne pas y voir, et nous offre un tremblement généralisé. Nous constatons à l'ophthalmoscope une atrophie papillaire. La parole est embarassée, la langue tremblotante et les muscles de la face animés de mouvements convulsifs.

Décembre. — P... commence à marcher. Il est moins triste et n'éprouve plus de douleurs lancinantes. Il sort le 5 mai 1883, en congé d'un mois. Les symptômes paralytiques s'étaient amendés. Seule, l'atrophie de la papille est restée stationnaire. Le malade n'est plus revenu.

Observation XXII

J. B..., quarante-cinq ans, matelot des douanes, 10 juillet 1883, nous arrive dans un état de démence maniaque bien marqué, avec de l'agitation et du désordre dans ses actes. Le langage est diffus, la marche est chancelante, la parole tremblotante, les pupilles inégales. B... est président de la République. Excès alcooliques.

15 juillet. — L'agitation continue. Le malade frappe et profère des menaces de mort.

30. — Le calme est revenu ; l'inégalité pupillaire a disparu ; il n'y a plus d'embarras de la parole. Le malade demande des nouvelles de sa famille. (En traitement.)

Deux des observations qui précèdent sont particulièrement intéressantes.

L'observation 18 nous offre un cas de rémission complète. A la sortie, il n'existait plus chez le malade aucun symptôme, soit psychique,
soit physique. La 19ᵉ nous offre un cas de rémission de paralysie à
forme hypochondriaque. Cette rémission est non moins complète que
la précédente : le malade, lieutenant de cavalerie, a repris son service
et s'acquitte très-bien de ses devoirs. Dans les 22 observations qui précèdent se trouvent 3 autres cas de paralysie générale à forme dépressive. Trois fois la réunion a été amenée par des éruptions diverses.
La durée de séjour à l'Asile a été :

        de 1 mois à 2 . . . .   3 fois
        — 2 — à 3 . . . .   3 —
        — 3 — à 4 . . . .   4 —
        — 4 — à 6 . . . .   6 —
        — 6 — à 10 . . . . 3 —

Article IV

TRAITEMENT

Il ne s'agit pas ici d'énumérer les divers traitements institués par
les médecins qui se sont succédé à l'Asile, pour combattre tel ou tel
symptôme de la paralysie générale ; nous ne rappellerons pas le traitement spécifique auquel M. Hildembrandt soumettait les paralytiques
femmes soupçonnées de syphilis; ses résultats ont été négatifs. Nous
avons eu déjà l'occasion d'en parler.

C'est à l'Asile de Marseille que Lagardelle écrivit son *Traitement
de la paralysie générale progressive,* ouvrage qui valut à son auteur le
prix Civrieux.

« Ce traitement se compose d'indications générales ou spéciales, affectant un caractère de permanence, s'appliquant à tous les cas, et de prescriptions particulières s'adaptant à certaines circonstances infiniment variables. »

Nous ne parlerons ici que des premières. « La médication spéciale consiste dans l'emploi journalier du phosphate de chaux, donné pendant le repas à la dose d'un gramme, et de la liqueur de Pearson administrée à doses croissantes, de dix à vingt gouttes.»

Ce traitement, joint aux indications spéciales, lui a donné les résultats suivants :

« Sur 31 malades mis en observation et soumis à un traitement uniforme, 18 ont augmenté de poids, depuis 1 kilog. jusqu'à 11 kilogr.

» Ces 18 malades, c'est-à-dire 58 % du nombre total, ont tous été améliorés à des degrés divers.

» Une guérison complète a été obtenue.

» 5 sont dans un état de rémission complète, caractérisée par une rétrogradation remarquable de la maladie et l'effacement aussi grand que possible des symptômes pathognomoniques.

» 7 se trouvent dans un état de rémission relative.

» Chez 5 il s'est produit un temps d'arrêt que nous considérons comme une amélioration notable dans une maladie à marche essentiellement progressive.

» Chez les 13 malades restants sur les 31 observés, l'affection était à une période plus ou moins avancée et ne pouvait laisser aucun espoir d'amélioration; cependant 5 ont conservé leur poids et subi un temps d'arrêt dans la marche des symptômes, en même temps qu'un amendement sensible dans l'état général.

» Chez 8 paralytiques, la plupart à la dernière période, le résultat a été à peu près nul; le poids du corps a diminué de 1 à 5 kilog. »

Ces faits, ainsi que le dit Lagardelle en concluant, paraissent de nature à permettre des espérances sérieuses.

M. Bouteille, se conformant scrupuleusement à tous les points de ce mode de traitement, y soumit en 1881 dix malades se trouvant dans les

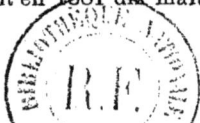

13

meilleures conditions d'hygiène et d'alimentation; en effet, tous ces malades, excepté un ancien militaire, étaient des pensionnaires de 1ʳᵉ ou de 2ᵉ classe.

Voici les résultats obtenus :

	POIDS		
	30 mai	30 juin	30 juillet
P. — Démence, optimisme, gâteux ; décès huit mois plus tard..........................	80 k.	82 k.	78 k. — 2
G. — Forme congestive, démence tranquille, propre ; temps d'arrêt dans la maladie. Vit encore........................	74	78	78 + 4
Ro. — Agitation maniaque, délire des grandeurs. Entré depuis peu. Mort dix mois après.	69	73	71 + 2
Ri. — Agitation, lypémanie, gémissements. Aucune amélioration. Décédé..........	62	59	59 — 3
M. — Agitation, lypémanie. Pas d'amélioration sensible. Décès deux mois après......	55	57	58 + 3
Ey. — Démence avancée. État physique amélioré. Décès deux ans après..............	47	49	52 + 5
R. — Démence. Entré depuis peu. Encore aucune amélioration. Décès dix mois après....	53	53	52 — 1
Tr. — Démence tranquille, s'occupant. Pas d'amélioration. Décès dix mois après.......	54	54	51 — 3
S. — Démence, optimisme, marche progressive. Décédé un an après................	71	69	67 — 4
P. — Démence tranquille. Depuis lors, agitation maniaque continue. Transféré........	70	65	66 — 4

Ces résultats ne sont pas aussi brillants que les précédents. Un seul malade, G..., existe encore actuellement à l'Asile et paraît bénéficier du traitement auquel il a été soumis il y a deux ans. Ey.... se trouve amélioré, au bout des trois mois, au point de vue physique ; il avait augmenté en effet de 5 kilog. Quant aux autres, les résultats sont à peu près négatifs ; et, si nous prenons la différence des kilogr. en plus et des kilogr. en moins après trois mois de traitement, nous nous trouvons en présence de 3 kilogr. en moins.

M. Marandon de Montyel a employé le même traitement dans la section des femmes et n'a pas obtenu un meilleur résultat.

CONCLUSIONS

A l'Asile des aliénés de Marseille :

La paralysie générale a une marche ascendante ; elle est plus fréquente chez l'homme que chez la femme, chez les célibataires que chez les personnes mariées. Les populations rurales fournissent très-peu de paralytiques.

L'époque de la vie où elle fait le plus de victimes est comprise entre trente-cinq et cinquante ans pour les hommes, entre trente et quarante ans pour les femmes.

L'hérédité vésanique n'a pas une grande influence pathogénique ; l'influence de l'hérédité congestive paraît mieux démontrée.

La valeur étiologique de la syphilis est à peu près nulle.

Les excès alcooliques, l'abus de la vie, sont les grands facteurs de la paralysie générale.

Les manifestations du début revêtent le plus souvent la forme dépressive. Les conceptions délirantes des paralytiques sont très-mobiles. Aucun symptôme n'est pathognomonique.

Les affections éruptives et franchement inflammatoires paraissent avoir une heureuse influence sur la marche de la maladie.

Les paralytiques meurent le plus souvent par le cerveau. Les limites extrêmes de leur séjour à l'Asile varient entre quelques jours et dix ans. La durée moyenne est de un an pour les hommes, de dix-huit mois pour les femmes.

On voit quelques rares exemples de rémission complète.

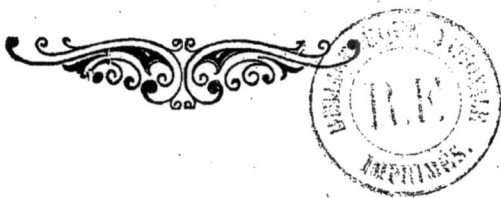

www.ingramcontent.com/pod-product-compliance
Lightning Source LLC
Chambersburg PA
CBHW071103210326
41519CB00020B/6136